Herz-erkrankungen

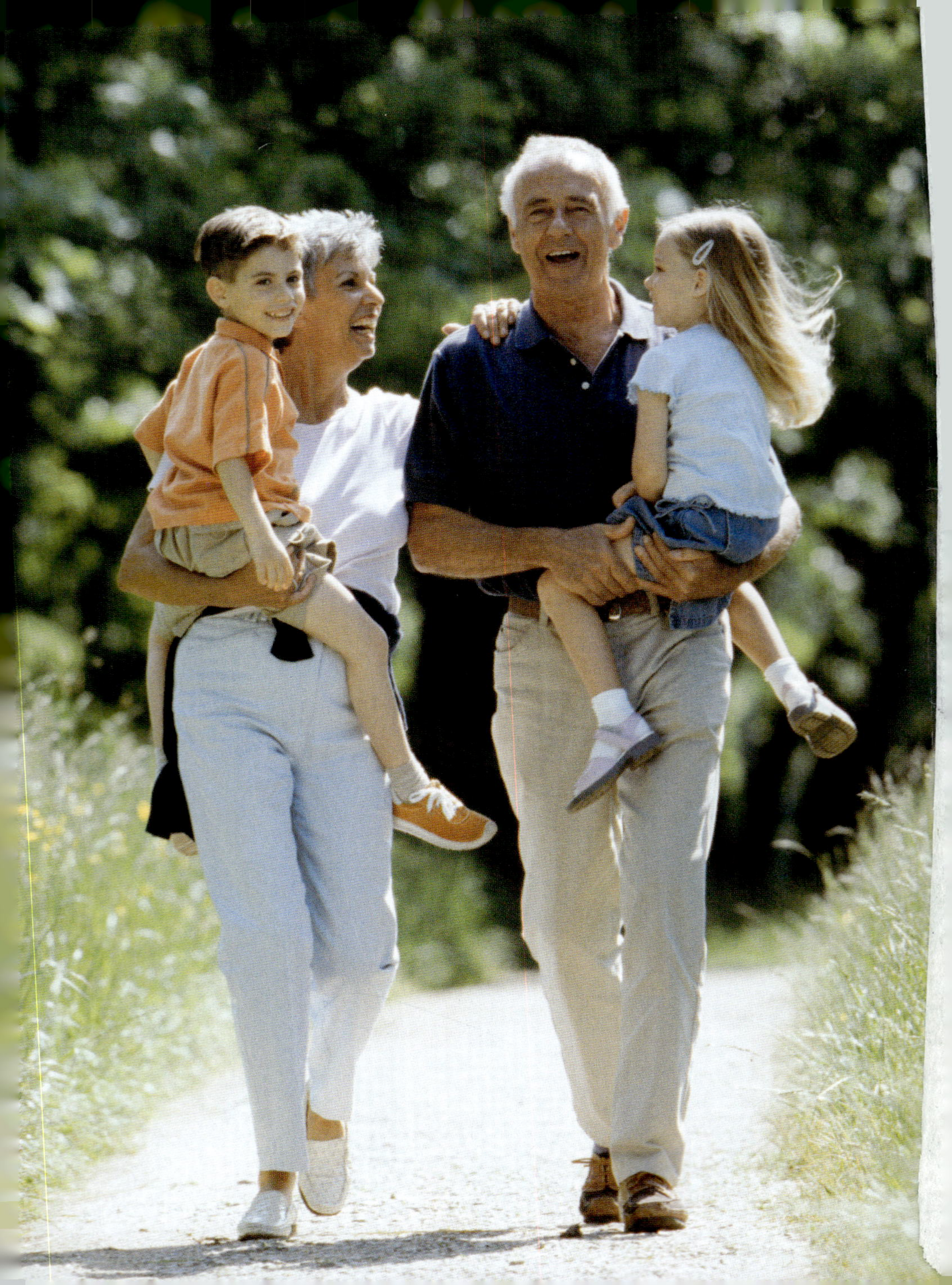

Herz-erkrankungen

Antworten auf die wichtigsten Fragen

Dr. Robert Ascheim und Dr. Deborah Ascheim

Chris Davidson (Mitarbeit)

DORLING KINDERSLEY

LONDON, NEW YORK, MELBOURNE, MÜNCHEN UND DELHI

Lektorat Peter Jones
Bildredaktion Sara Robin
Cheflektorat Adèle Hayward
Chefbildlektorat Kat Mead
Herstellung Ben Marcus
Art Director Peter Luff
Programmleitung Stephanie Jackson

Produziert für Dorling Kindersley von
Redaktion Pip Morgan
Gestaltung Edward Kinsey

Für die deutsche Ausgabe:
Programmleitung Monika Schlitzer
Projektbetreuung Florian Bucher
Herstellungsleitung Dorothee Whittaker
Herstellung Petra Kühner

Bibliografische Information Der Deutschen Bibliothek
Die Deutsche Bibliothek verzeichnet diese Publikation in der Deutschen Nationalbibliografie;
detaillierte bibliografische Daten sind im Internet über http://dnb.ddb.de abrufbar.

Titel der englischen Originalausgabe:
Heart Health. Your Questions Answered

Übersetzung Ulla Schuler
Redaktion Dr. Doortje Cramer-Scharnagl

ISBN: 978-3-8310-1369-2

Printed and bound in China by Hung Hing
Color reprographics by MDP, England

Besuchen Sie uns im Internet
www.dk.com

Vorwort

Die Behandlung von Herzleiden hat in den letzten 50 Jahren enorme Fortschritte gemacht. Herzschrittmacher, Herz-Lungen-Maschinen, komplizierte Herzchirurgie, Herztransplantation, nahezu das gesamte Spektrum der Bluthochdruckmedikamente, die Statine, die Erforschung und Behandlung der Arrhythmien, Herzzentren – all das wurde innerhalb eines halben Jahrhunderts entwickelt.

Mit diesem Buch wollen wir Ihnen, den Leserinnen und Lesern, den neuesten Stand des Wissens über Erkrankungen des Herzens und ihre Behandlungen vermitteln. Wenn uns dies gelingt, werden Sie wissen, was ein Herzinfarkt ist, wie er sich vom Schlaganfall unterscheidet und wie Sie eine Herzinsuffizienz erkennen. Dieses Wissen sollten Sie in ein Verhalten umsetzen, das Sie vor diesen Krankheiten bewahrt. Und falls Sie einmal erkranken sollten, wird es Ihnen helfen, das diagnostische und therapeutische Vorgehen zu verstehen.

Dr. Robert Ascheim und Dr. Deborah Ascheim

Inhalt

Die Funktion des Herzens

Risikofaktoren

Herzkrankheiten

Die richtige Diagnose

Die Behandlung

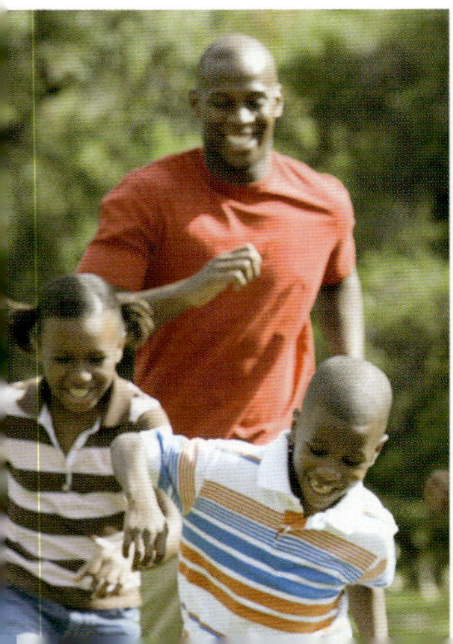

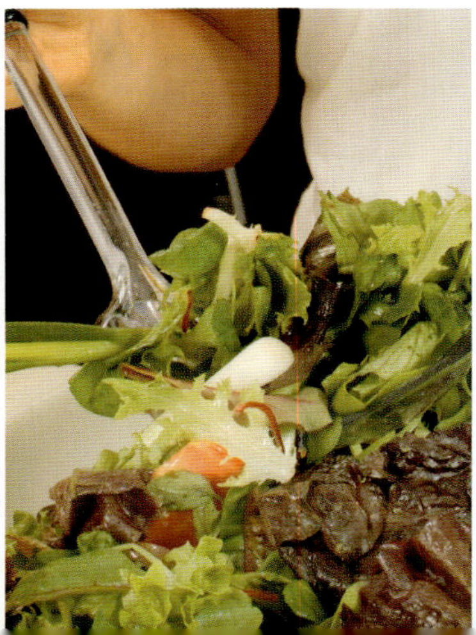

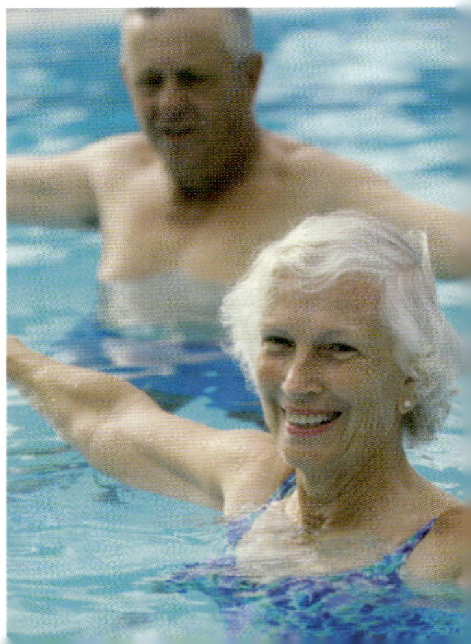

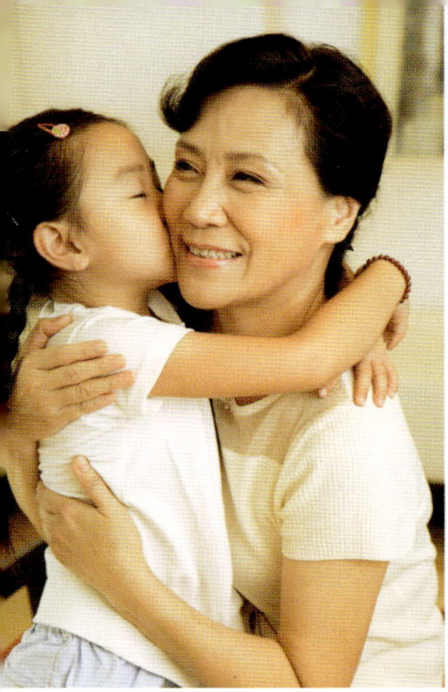 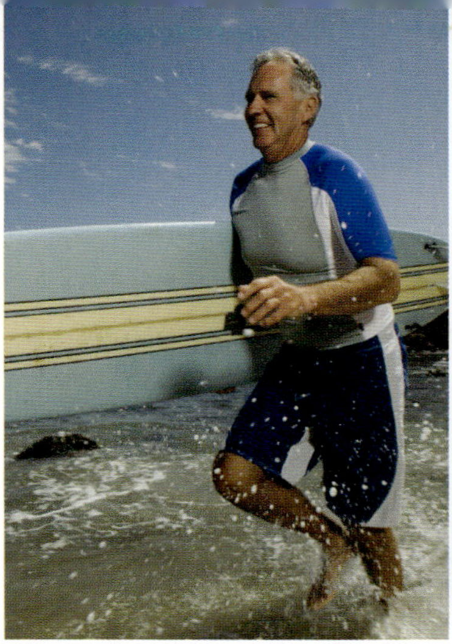 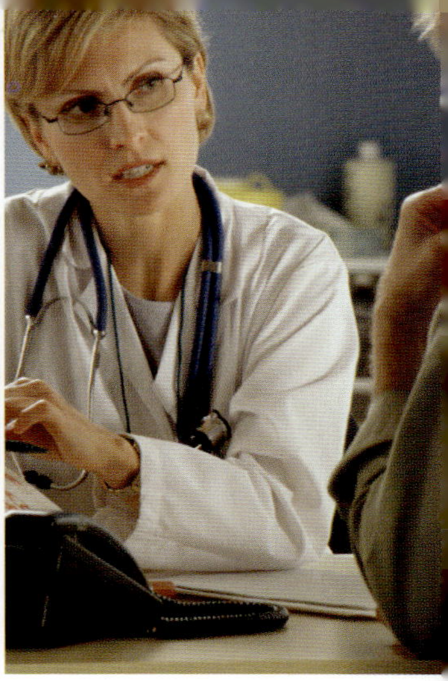

Leben mit der Herzkrankheit

Spezielle Gruppen

Ausblick

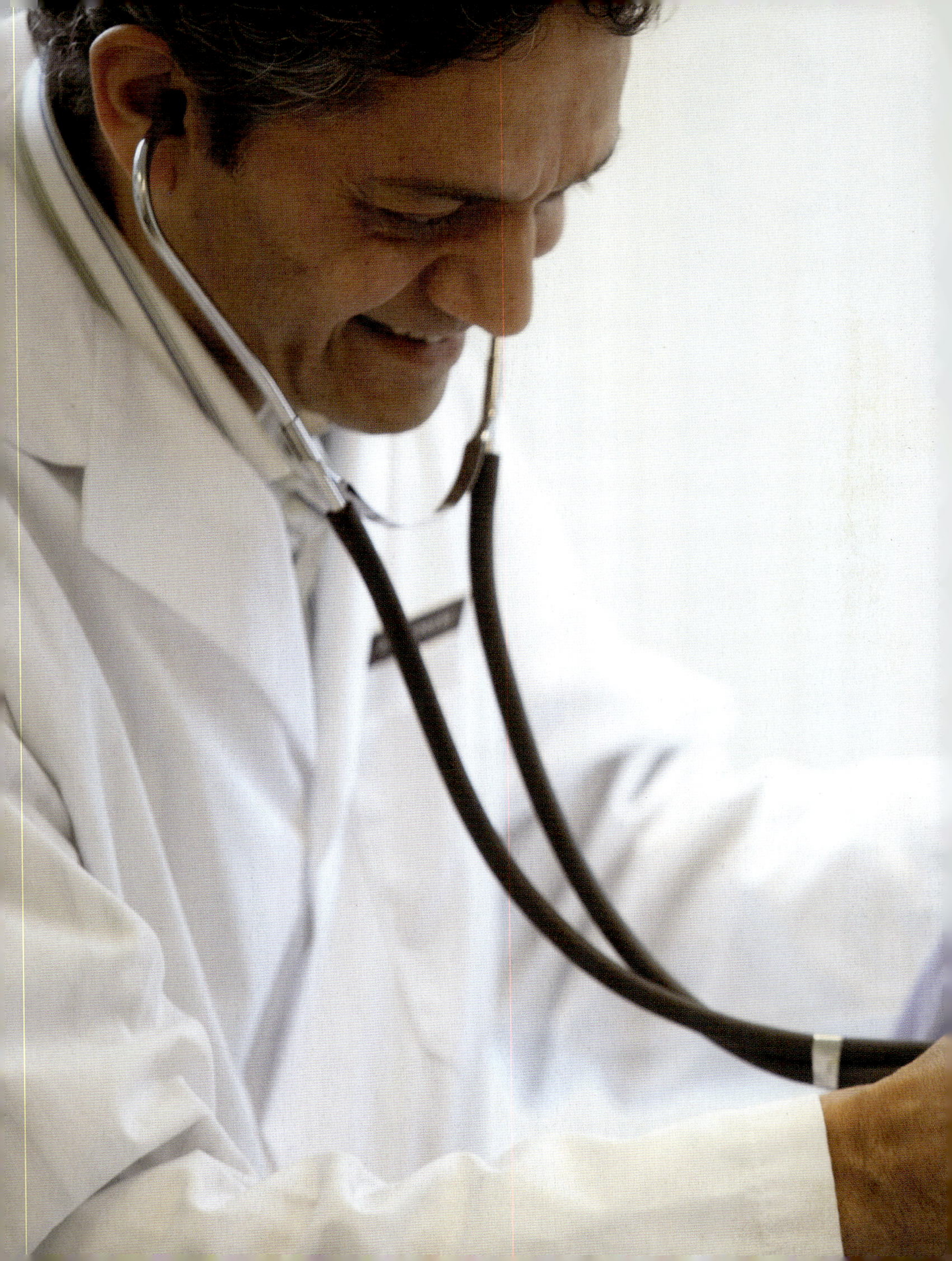

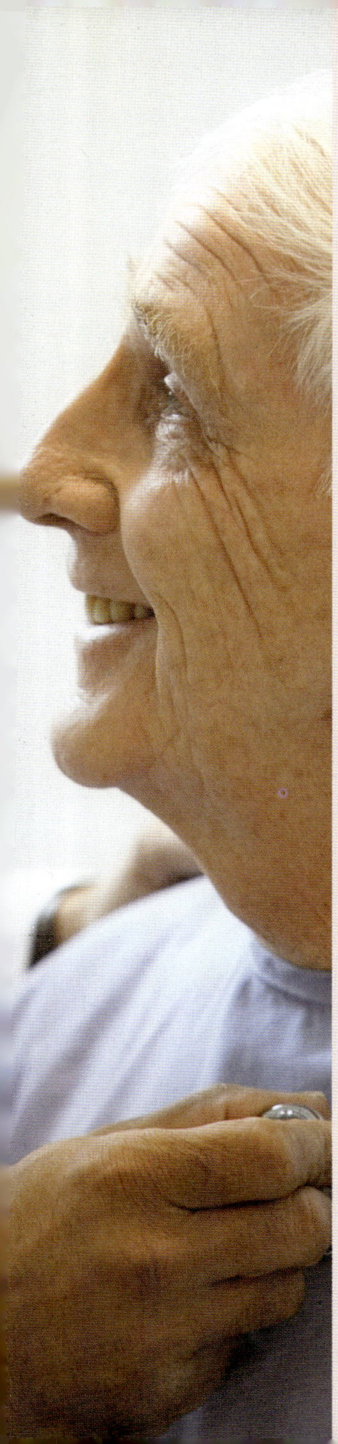

Die Funktion des Herzens

Ihr Herz ist ein ausgesprochen verlässliches und leistungsfähiges Organ, das in 75 Lebensjahren mehr als 2 000 Millionen Mal schlägt. Vermutlich empfinden Sie es als selbstverständlich, dass Ihr Herz immer weiter arbeitet, egal was Sie tun. Wenn Sie über seine Anatomie und seine Funktion Bescheid wissen, werden Sie jedoch leicht verstehen, dass Sie auf Ihr Herz achten müssen, um gesund zu bleiben.

Der Blutkreislauf

Ⓕ Wo liegt eigentlich mein Herz?

Wahrscheinlich wissen Sie das, weil Sie manchmal spüren, wie Ihr Herz schlägt. Es liegt im Brustkorb, und zwar – außer bei sehr seltenen Anomalien – etwas links vom Brustbein hinter der dritten bis siebten Rippe.

Ⓕ Was tut mein Herz?

Ihr Herz pumpt pausenlos das gesamte Blut – etwa 70 bis 80 ml pro Kilogramm Körpergewicht – durch Ihren Körper. Genau genommen besteht das Herz aus zwei Pumpen, die zusammenarbeiten. Die linke Herzhälfte pumpt ungefähr 70-mal in der Minute Blut durch die Arterien, sodass jede Zelle Ihres Körpers mit allen lebenswichtigen Stoffen (Sauerstoff, Glukose, Hormone, Mineralien, Vitamine und andere Nährstoffe) versorgt ist. Gleichzeitig können die Zellen auf diesem Wege Stoffwechselendprodukte (vor allem Kohlendioxid) loswerden. Die rechte Herzhälfte pumpt Blut in die Lunge, wo einerseits das Kohlendioxid herausgelöst und ausgeatmet wird und das Blut andererseits Sauerstoff aufnimmt.

Ⓕ Bildet dieser Kreislauf ein einziges, zusammenhängendes System?

Ja und nein. Jede Herzhälfte pumpt Blut in zwei verschiedene, miteinander verbundene Systeme. Das Hauptsystem bewegt den Löwenanteil des Blutes durch den Körper, es heißt daher Körperkreislauf oder großer Kreislauf. Der Bluttransport in die und aus der Lunge geschieht über den kleinen oder Lungenkreislauf. Hier sind die Wege viel kürzer, denn Lunge und Herz liegen nahe beieinander. Zusammen werden die Gefäße mit dem Herzen als kardiovaskuläres System oder Herz-Kreislauf-System bezeichnet (siehe S. 13).

Ⓕ Was bedeutet das Wort kardiovaskulär?

In dem Begriff stecken zwei Wörter: »Kardio…« oder »kardial« bedeutet »das Herz betreffend« und »vaskulär« meint »die Blutgefäße betreffend«.

Ⓕ Wie funktioniert der große Kreislauf?

Aus dem Herzen strömt das Blut durch immer weiter verzweigte Adern – Arterien, Arteriolen, Kapillaren, Venolen und Venen – und kehrt schließlich zum Herzen zurück (siehe S. 13). Durch die Hauptarterien erreicht das Blut zunächst Organe wie Gehirn, Leber, Nieren (und andere) sowie zu Muskeln, Nerven und Knochen. Dort verzweigen sich die Arterien in immer kleinere Gefäße bis hin zu winzigen Kapillaren oder Haargefäßen, deren Wand nur so dick ist wie eine einzelne Zelle. Hier gibt das Blut Nährstoffe an die Zellen ab und nimmt Abfallprodukte des Stoffwechsels auf. Danach gelangt das Blut über winzige Venolen in größere Venen und schließlich ins Herz zurück.

Ⓕ Wie groß ist eigentlich dieses Netzwerk?

Wenn Sie sämtliche Arterien, Arteriolen, Kapillaren, Venolen und Venen aneinanderlegen, entsteht eine Strecke, die fast viermal um den Äquator reicht. Übrigens besteht der große Kreislauf zu etwa 98 Prozent aus dem riesigen Netzwerk der Kapillaren.

Ⓕ Wie ist eine Arterie aufgebaut?

Arterien sind dickwandige »Röhren«, deren Wände aus einer äußeren Schutzschicht, einer Muskelschicht, einer elastischen Schicht und einer inneren Schicht bestehen. Diese Schichten müssen den hohen Druck verkraften, mit dem das Blut aus dem Herzen gepumpt wird – er ist so hoch, dass aus einer verletzten Arterie das Blut nur so herausspritzen kann. Während der Druckwelle dehnt sich die Arterienwand, danach zieht sie sich zusammen.

Ⓕ Haben auch die Venen dicke Wände?

Nein. Eine Venenwand besteht aus äußerer Schicht, Muskel- und Innenschicht. Diese Schichten sind relativ dünn, denn anders als die Arterien müssen sie weniger Druck aushalten als die Arterien. Der Druck des Blutes in den Venen beträgt nur etwa ein Zehntel des Drucks, der in den Arterien herrscht.

Ⓕ Haben Venen Ventile?

Ja. In den großen Venen befinden sich »Einwegventile«, durch die das Blut zum Herzen zurückströmt. Diese Venenklappen verhindern, dass es rückwärts fließt und in den Füßen »versackt«. Venen können gewaltige Mengen an Blut aufnehmen.

Ⓕ Wo ist das meiste Blut, wenn ich in Ruhelage bin?

Dann befindet sich das meiste Blut in den Venen: etwa 70 %. Der Rest verteilt sich auf die Arterien (10 %), die Lunge (10 %), das Herz (5 %) und die Kapillaren (5 %).

Ⓕ Wie gelangt das Blut ins Herz zurück, wenn der Druck in den Venen so niedrig ist?

Dafür ist hauptsächlich die sogenannte Muskelpumpe verantwortlich, indem die Muskulatur zum Beispiel um die Beinvenen sich abwechselnd zusammenzieht und entspannt. Während der Kontraktion drücken die Muskeln das Blut gegen die Schwerkraft nach oben und in der Entspannungsphase gelangt Blutnachschub in den Venenabschnitt. Deswegen ist Bewegung für den Kreislauf so gut.

Ⓕ Spielen weitere Faktoren beim Rückstrom des venösen Blutes eine Rolle?

Ja. Auch die Schwerkraft fördert den Rückfluss des Blutes zum Herzen – aus den Regionen oberhalb des Herzens. Zudem spielen Zwerchfell und Zwischenrippenmuskeln eine Rolle. Beim Einatmen dehnt sich der Brustkorb und der Druck in der Brusthöhle sinkt unter den Druck im übrigen Körper. Dieser Druckunterschied bewirkt, dass das Blut durch die Venen zum Herzen transportiert wird.

DAS HERZ-KREISLAUF-SYSTEM

Das Herz bildet das Zentrum eines raffinierten Netzwerks von Blutgefäßen: des Herz-Kreislauf-Systems. In einem ununterbrochenen Zyklus erhält das Herz sauerstoffreiches Blut (rot) aus den Lungen und pumpt dieses in die Arterien. Im Gegenzug gelangt sauerstoffarmes Blut (blau) aus der Peripherie über die Venen in das Herz und wird in die Lungen gepumpt.

Die Abbildung zeigt die großen Blutgefäße. Die Gefäße, die sauerstoffreiches Blut transportieren, sind auf der rechten Körperhälfte und rot, die sauerstoffarmes Blut führenden Gefäße auf der linken Seite und blau dargestellt. Natürlich sind beide Körperhälften gleichermaßen mit Venen und Arterien ausgestattet. Das Herz pumpt Blut in die Aorta mit Abzweigungen zum Kopf, den Armen, den inneren Organen und den Beinen. Beim Rückstrom zum Herzen wird das Blut in der oberen und unteren Hohlvene gesammelt: Die Vena cava superior befördert das Blut aus der oberen, die Vena cava inferior das aus der unteren Körperhälfte.

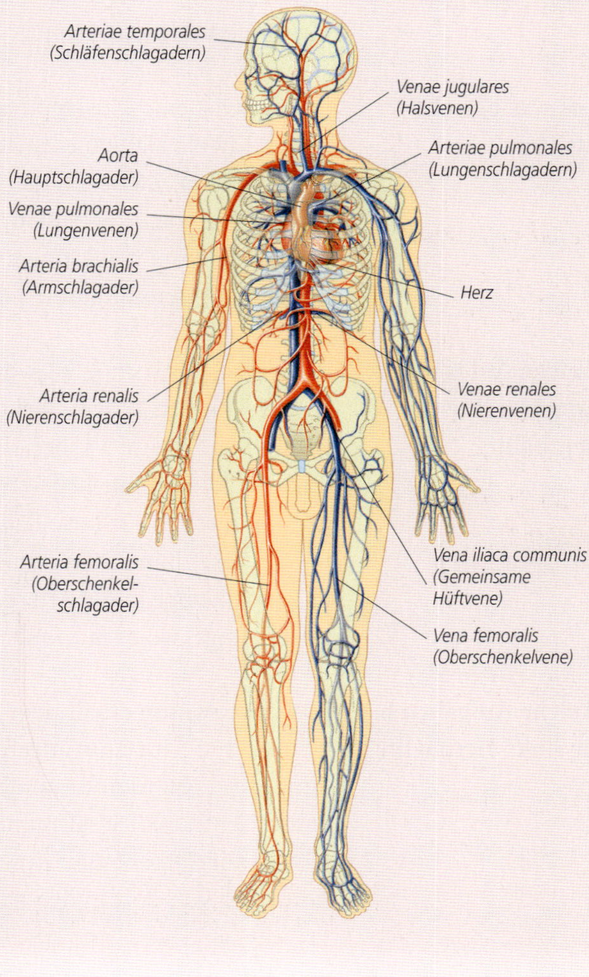

Kammern und Klappen

(F) Wie groß ist mein Herz?

Ihr Herz ist ungefähr so groß wie Ihre geballte Faust – etwa 12,5 cm lang, 7,5 cm dick und an der breitesten Stelle misst es um 8,75 cm. Im Laufe der Jahre kann die Herzgröße, vor allem bei Männern, zunehmen. Das Herz einer Frau wiegt meist 225 bis 280 g, das eines Mannes etwas mehr, nämlich 280 bis 340 g.

(F) Aus was besteht das Herz?

Das Herz ist eine Muskelpumpe, die aus zwei Hälften besteht. Beide Hälften enthalten zwei Hohlräume sowie zwei Klappen. Zwischen den beiden Herzhälften befindet sich eine dicke Scheidewand, das Septum. Jede Herzhälfte besteht aus einem oberen Vorhof oder Atrium und einer unteren Kammer, dem Ventrikel (siehe S. 16).

(F) Welche Aufgaben hat die rechte Herzhälfte?

In den rechten Vorhof fließt das sauerstoffarme Blut aus zwei großen Venen – der oberen und der unteren Hohlvene (Vena cava superior und inferior). Durch Kontraktion der Herzmuskelfasern gelangt das Blut aus dem Atrium durch die Trikuspidalklappe in den rechten Ventrikel. Dieser pumpt das dunkelrote Blut weiter durch die Pulmonalklappe in die Arteria pulmonalis und von dort in die Lunge, wo es mit Sauerstoff angereichert wird.

(F) Welche Aufgaben hat die linke Herzhälfte?

Das linke Atrium erhält über die Vena pulmonalis frisches, mit Sauerstoff angereichertes Blut aus der Lunge und befördert es durch die Mitralklappe in den linken Ventrikel. Dieser pumpt das sauerstoffreiche, pink-orangefarbene Blut durch die Aortenklappe in die Aorta und von dort in den ganzen Körper hinein.

DIE ANATOMIE DES HERZENS

Das Herz ist kegelförmig, seine Spitze reicht nach unten und die Achse ist leicht nach vorne links geneigt. Es besteht überwiegend aus Muskelgewebe und ist äußerst leistungsfähig. Es besitzt vier Hohlräume, von denen die beiden oberen – die Vorhöfe oder Atrien – Aufnahmebehälter sind und die beiden unteren – die Ventrikel – die Pumpfunktion wahrnehmen.

Der Herzmuskel wird fachsprachlich als Myokard bezeichnet. Seine linke Hälfte ist dreimal so dick wie die rechte, da sie höheren Drücken ausgesetzt ist. Das Herz ist von einem Beutel, dem Perikard, umhüllt. Dieses ist an den benachbarten Geweben befestigt. Die Kammern sind von einer dünnen Gewebeschicht überzogen, dem Endokard. Sie kontrahieren und entspannen sich in regelmäßiger Abfolge, dem Herzzyklus oder der Herzperiode (siehe S. 18–23), sodass das Blut gegen Druckgradienten durch die vier Herzklappen fließt. Der rechte Vorhof erhält Blut aus der oberen und unteren Hohlvene, während der linke Vorhof über die Vena pulmonalis Blut aus den Lungen erhält. Die rechte Kammer pumpt Blut in die Arteria pulmonalis und die linke Kammer in die Aorta.

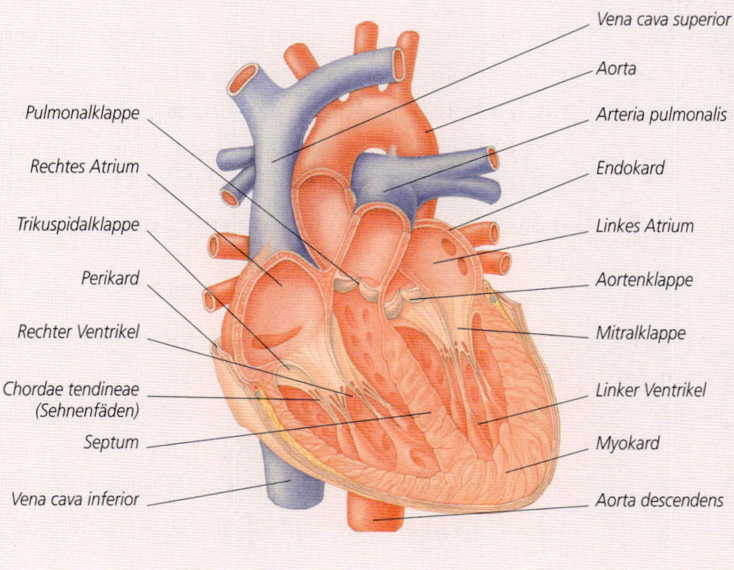

Aber Venen transportieren doch sauerstoffarmes Blut?

Das stimmt, allerdings werden nach einer Übereinkunft Gefäße, die Blut zum Herzen befördern, als Venen bezeichnet, während man Gefäße, die Blut vom Herzen weg führen, Arterien nennt. Das Gefäß, das sauerstoffarmes Blut aus der rechten Herzkammer in die Lunge befördert, heißt folglich Arterie, und die beiden Gefäße, die sauerstoffreiches Blut von den Lungen in den linken Vorhof bringen, sind dementsprechend Venen.

Sind die Ventrikel gleich kräftig?

Nein. Wegen seiner stärkeren Pumpleistung ist die Muskulatur des linken Ventrikels wesentlich kräftiger – sie ist etwa dreimal so dick wie die des rechten Ventrikels. Sie ist die stärkste und dickste Muskulatur des Herzens.

Heißt das, der linke Ventrikel pumpt mehr Blut?

Nein. Beide Ventrikel müssen denselben Ausstoß pro Zeiteinheit haben. Wäre das nicht so, wie beispielsweise bei Herzinsuffizienz, würde die Durchblutung massiv gestört.

Aus was bestehen die Herzklappen?

Die vier Herzklappen kontrollieren den Blutfluss in und aus den Ventrikeln. Bei den Herzklappen handelt es sich um becherförmige, spitz auslaufende Segel (lat. *cuspis* = Spitze, Zipfel) aus dem widerstandsfähigen Protein Kollagen, das hohen Druck aushalten kann. Trikuspidal-, Pulmonal- und Aortenklappe haben je drei, nur die Mitralklappe hat zwei Zipfel.

Wie bleiben die Herzklappen in der richtigen Lage?

Die Segel der großen Mitralklappe und der Trikuspidalklappe sind mit kräftigen Sehnenfäden, den Chordae tendineae, an der Herzwand angeheftet. Beim Öffnen und Schließen der Klappen verhindern diese starken Fasern, dass die Klappen durch den Druck und die Bewegung des Blutes in die falsche Richtung zurückschlagen.

Ⓕ Wie funktionieren die Herzklappen?

Die Klappen lassen das Blut nur in einer Richtung fließen. Der Druckunterschied des Blutes zu den angrenzenden Kammern öffnet und schließt die Klappensegel: Wenn sich z. B. der rechte Vorhof kontrahiert, wird der Blutdruck drinnen höher als in der rechten Kammer – die Trikuspidalklappe öffnet sich und lässt das Blut passieren. Steigt der Druck in der rechten Kammer, schließt sich die Trikuspidalklappe, sodass das Blut nur vorwärts fließt.

Ⓕ Warum kann man hören, wie das Herz schlägt?

Wenn man das Herz eines Menschen mit einem Stethoskop abhört, nimmt man die Herzgeräusche während des Herzzyklus wahr (siehe S. 18–23). Es klingt wie ein wiederholtes gedämpftes »lab–dap«. Das erste Herzgeräusch (»lab«) entsteht beim Schließen der Mitral- und Trikuspidalklappe. Das zweite Herzgeräusch (»dap«) entspricht dem Schluss der Pulmonal- und der Aortenklappe. Danach folgt eine ganz kleine Pause.

Ⓕ Wie behält das Herz seine Lage im Brustkorb?

Das Herz und die Übergangsstellen zu den großen Gefäßen sind vom Herzbeutel umschlossen. Diese starke zweischichtige Membran ermöglicht, dass sich das Herz ohne Reibung im Brustkorb bewegt. Der Herzbeutel ist unterhalb des Herzens am Zwerchfell, vorne am Brustbein und hinten an Bindegewebe befestigt.

Ⓕ Gibt es im Herzen eine Schleimhaut?

Ja. Die Innenseite des Herzens ist mit Endokard, einer glatten serösen Haut überzogen, die ein Verkleben mit Blut verhindert. Das Endokard bedeckt auch die Zipfel der Herzklappen und geht in die Innenschicht der Gefäße über, die ins Herz münden und es verlassen, z. B. die Aorta. In den Atrien ist das Endokard dicker als in den Ventrikeln, am ausgeprägtesten ist es im linken Atrium.

Herzfrequenz, Puls und Blutdruck

Ⓕ Was versteht man unter Herzfrequenz?

Unter Herzfrequenz versteht man die Zahl der Herzschläge pro Minute. Das Herz schlägt einmal je Sequenz des Herzzyklus – also nachdem Blut aus den Venen ins Herz, von dort in die Lunge, wieder ins Herz und schließlich in die Aorta gelangt ist (siehe S. 20–21). Sie können die Schläge als Herztöne wahrnehmen (siehe S. 17).

Ⓕ Ist der Puls, den der Arzt tastet, dasselbe wie der Herzschlag?

Nicht genau dasselbe, aber verwandt. Wenn das Herz schlägt und Blut in den Körper pumpt, breitet sich eine schnelle Druckwelle entlang den Arterien aus und dehnt die Gefäßwände. Diese Welle können Sie an Stellen, wo eine Arterie dicht unter der Haut entlangzieht, als Pulsschlag tasten, z. B. an der Innenseite des Handgelenks.

Ⓕ Wozu fühlt der Arzt den Puls?

Er misst die Schlagfrequenz des Herzens, indem er die Druckwellen pro Minute zählt. Daraus erkennt er, wie viel Herzzyklen Ihr Herz in einer Minute vollendet. So kann er beurteilen, wie gesund Ihr Herz ist.

Ⓕ Kann der Arzt den Puls auch an anderen Stellen ertasten?

Ja, an mehreren Stellen: z. B. oberhalb der Armbeuge die Arteria brachialis, zwischen Leistenbeuge und Schambeinkamm die Arteria femoralis und am Hals unterhalb der Mitte des Unterkiefers die Arteria carotis. Den Femoralispuls tastet man häufig während der Reanimation (siehe S. 95), weil dieser Puls als letzter verschwindet und als erster wieder auftritt.

Ⓕ Wie oft schlägt das Herz?

In Ruhe schlägt das Herz eines Erwachsenen 60- bis 80-mal in der Minute. Bei Aktivität, sei es Gehen, Gartenarbeit, Radfahren oder ein sportliches Spiel, kann diese Herzfrequenz beträchtlich zunehmen und bei starker Belastung 200 pro Minute erreichen. Diese Beschleunigung erfolgt, weil die Gewebe, vor allem die Muskelzellen, ganz schnell viel Sauerstoff und Glukose verbrauchen, um genügend Energie zu erzeugen. Außerdem müssen die giftigen Stoffwechselprodukte zügig durch das Blut entsorgt werden.

Ⓕ Schlägt das Herz, wenn der Herzmuskel sich zusammenzieht?

Eigentlich besteht der Herzzyklus aus drei Phasen. Während der ersten Phase, der Diastole (Füllungsphase), erschlafft der Herzmuskel und die Vorhöfe und die Kammern füllen sich mit Blut. Während der zweiten Phase, der Vorhofsystole oder Anspannungsphase, kontrahieren sich beide Vorhöfe und pumpen das vorhandene Blut in die Ventrikel. Während der dritten Phase, der ventrikulären Systole oder Austreibungsphase, schließen sich die Klappen zwischen den Vorhöfen und den beiden Kammern und pumpen das Blut aus dem Herzen. Mehr über diesen Zyklus lesen Sie auf den Seiten 20 und 21.

Ⓕ Wie wird das Schlagen des Herzens ausgelöst?

Wesentlich ist ein raffiniertes Reizbildungs- bzw. Reizleitungssystem im Herzen selbst, das – mit dem Herzzyklus koordiniert – elektrische Signale oder Erregungen produziert (siehe S. 20). Diese Signale werden durch spezialisierte Herzmuskelfasern geleitet und lösen die zweite Phase des Zyklus aus, indem sie die Kontraktion der Vorhofmuskelzellen bewirken. Der Vagusnerv leitet Impulse vom Gehirn heran und kontrolliert die minütlichen Veränderungen der Herzfrequenz.

So schlägt das Herz

Die Passage des Blutes durch die vier Hohlräume des Herzens ist ein Beispiel für die außerordentliche Regulationsfähigkeit des Körpers. Die Herzaktivität geschieht nach dem Alles-oder-nichts-Prinzip, das heißt, entweder wird eine gleich starke Kontraktion aller Herzmuskelzellen bewirkt oder gar keine. Kontraktion und Entspannung erfolgen nach einem genau kontrollierten Rhythmus. Der übergeordnete Impulsgeber für alle anderen Herzmuskelzellen ist der sogenannte Sinusknoten. Er ist der Dirigent, der ein großes Orchester synchronisiert. Der Herzzyklus wiederholt sich täglich mehr als 50 000-mal.

DAS ERREGUNGSLEITUNGSSYSTEM DES HERZENS

Das Zentrum des Reizleitungssystems liegt in der Wand des rechten Vorhofs nahe der Einmündung der oberen Hohlvene, die das venöse Blut aus dem Oberkörper heranführt. Dieser Sinusknoten enthält spezialisierte Herzmuskelzellen, welche die elektrischen Impulse abgeben und dadurch die Kontraktion des Herzmuskels auslösen.

Der Impuls bewirkt, dass sich zuerst die Muskelfasern der Vorhöfe kontrahieren – das ist der erste Teil des Herzschlags. In Sekundenbruchteilen wird der Impuls weitergeleitet und erregt den AV-Knoten in der gegenüberliegenden Wand des rechten Vorhofs. Von hier aus breitet sich die Welle der elektrischen Erregung exakt koordiniert aus und erregt schließlich die gesamte Ventrikelmuskulatur.

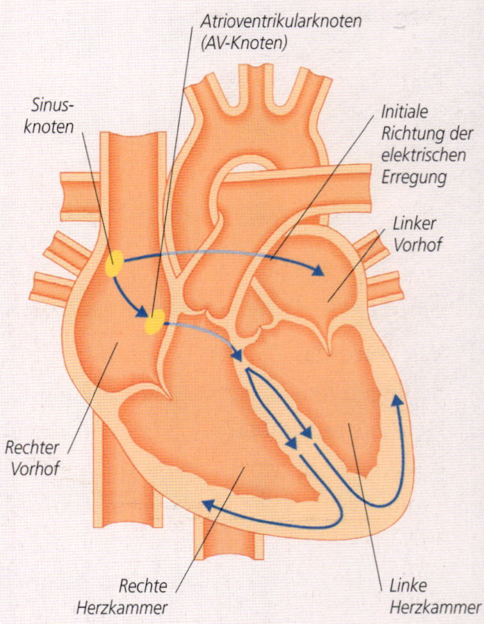

DER HERZZYKLUS

Als Herzzyklus oder Herzperiode bezeichnet man den wiederholten Ablauf von Erschlaffung (Diastole) und Kontraktion (Systole). Der Herzzyklus wird vom Reizleitungssystem koordiniert, das den Durchfluss des Blutes durch die Herzkammern kontrolliert.

STRÖMUNGSRICHTUNG DES BLUTES | ELEKTRISCHE AKTIVITÄT

Diastole

Während der Herzmuskel erschlafft, füllen sich die Vorhöfe mit Blut aus den Venen. Am Ende der Diastole erzeugt der Sinusknoten eine neue Erregungswelle.

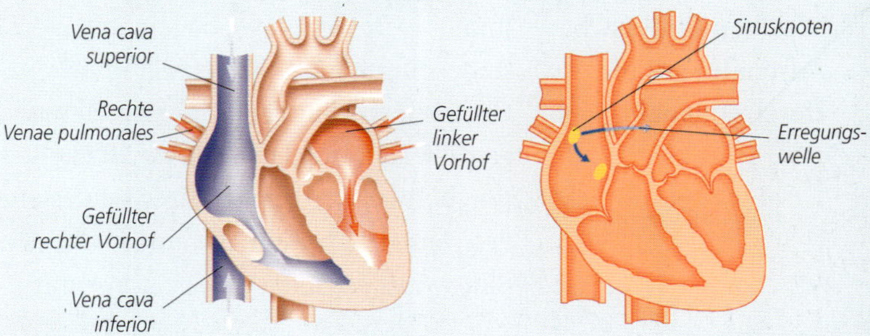

Vorhofsystole

Die Vorhöfe kontrahieren sich und pumpen Blut durch die Klappen in die Kammern. Die Erregungswelle erreicht den AV-Knoten.

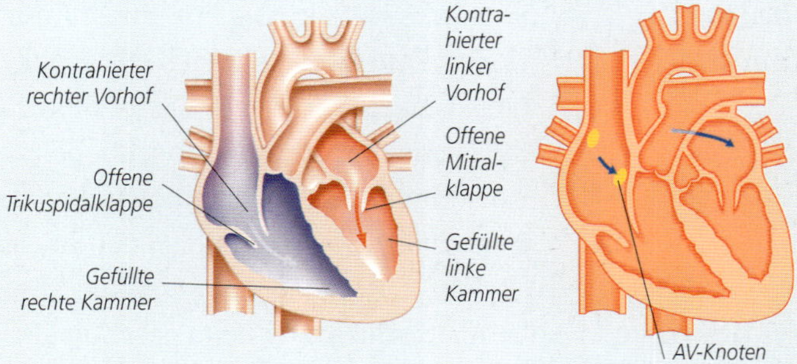

Kammersystole

Die Erregung breitet sich in den beiden Kammerwänden abwärts aus. Die Ventrikel pumpen Blut in die Aorta und die Arteria pulmonalis.

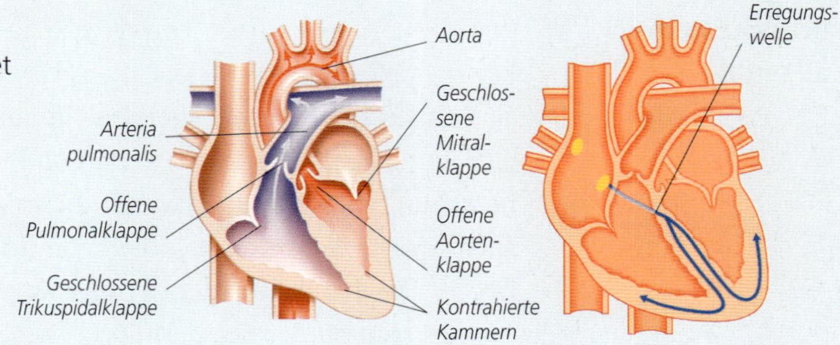

Ⓕ Wodurch ziehen sich die Ventrikel zusammen?

Wenn die Signale des Sinusknotens die zweite Station der Reizleitung erreichen, den Atrioventrikularknoten (AV-Knoten, siehe S. 21), dann schickt dieser zweite Knoten eine Welle elektrischer Signale durch die Wände beider Ventrikel. Dadurch wird die Ventrikelkontraktion in der dritten Phase des Herzzyklus ausgelöst.

Ⓕ Welchen Einfluss hat Adrenalin auf die Herzfrequenz?

Immer wenn Sie Angst haben, aufgeregt oder wütend sind, schütten Ihre Nebennieren Adrenalin und andere Hormone ins Blut aus. Das schnell wirkende Hormon steigert die Herzfrequenz, sodass Muskeln und Gehirn stärker durchblutet werden – übrigens zulasten des Magens und der Haut. Auch wenn Sie einen Schock oder einen großen Blutverlust erleiden, erhöht Adrenalin Ihren Blutdruck.

Ⓕ Was bedeutet Blutdruck?

Wenn das Herz kräftig Blut in die Aorta pumpt, erzeugt es eine Druckwelle, die sich entlang den Arterien ausbreitet und sie erweitert. Dieser Blutdruck ist exakt an die Phasen des Herzzyklus gekoppelt (siehe S. 20–21). Benannt wird die Differenz zwischen dem Druck beim Herzschlag (Systole) und bei der Erschlaffung (Diastole).

Ⓕ Gibt es deswegen stets zwei Werte bei der Blutdruckmessung?

Ja. Als Normalwerte beim gesunden Erwachsenen gelten die Werte 120 (systolisch) und 80 (diastolisch), man sagt dann, der Blutdruck beträgt 120 zu 80 oder 120/80. Bevor es die digitalen Messgeräte gab, wurde der Druck als Anstieg einer Quecksilbersäule in mmHg (Millimeter Quecksilber) abgelesen. Ärzte und Mediziner in der Forschung messen weiterhin mit dieser – inzwischen allerdings modernisierten – Methode (RR, d. h. nach Riva Rocci). Danach beträgt der normale systolische Blutdruck 120 mmHg und der normale diastolische 80 mmHg.

F Ist der Blutdruck im Lungenkreislauf genauso hoch?

Nein. Verglichen mit dem Körperkreislauf ist der Lungenkreislauf ein Niederdrucksystem. Er wird selten gemessen. Das geschieht mit einem Herzkatheter, das ist ein flexibler Schlauch, der von einem Blutgefäß aus ins Herz geschoben wird. Der normale Blutdruck in der Arteria pulmonalis beträgt während eines Herzzyklus etwa 25/10 mmHg.

DIE DURCHBLUTUNG DES HERZENS

Die lebenswichtigen Herzmuskelzellen werden durch die beiden Koronararterien oder Herzkranzgefäße mit Blut versorgt. Sie sind die ersten Arterien, die aus der Aorta abzweigen, und erhalten etwa fünf Prozent des Blutes, das aus dem Herzen gepumpt wird. In dem Namen Koronargefäß steckt das lateinische Corona, das bedeutet Krone oder Kranz.

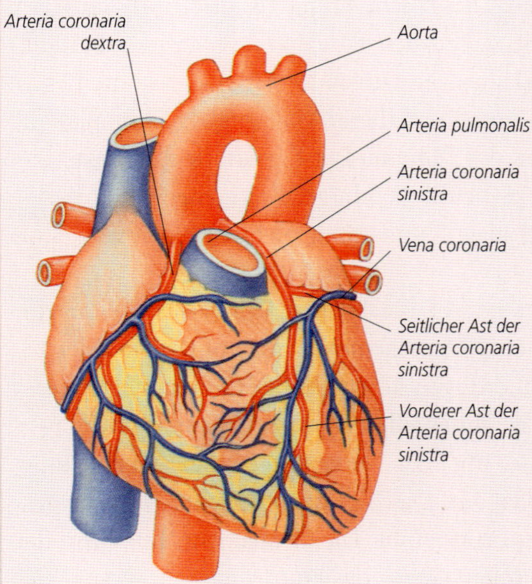

Die Herzkranzgefäße (Arteriae coronariae) sind ganz normale Arterien – bis auf die Tatsache, dass das Blut nur hindurchfließen kann, wenn der Herzmuskel erschlafft ist. Das bedeutet, dass die Herzmuskelzellen nur frisches Blut erhalten und Stoffwechselprodukte entsorgen können, *nachdem* sie sich kontrahiert haben und *bevor* sie sich erneut kontrahieren. Die Koronarvenen bringen das Blut über den rechten Vorhof ins Herz zurück.

F Wie wird der Blutdruck reguliert?

Der Blutdruck sollte stets im normalen Bereich liegen. Wenn er zu niedrig ist, werden die Körpergewebe schlecht durchblutet, ist er zu hoch, werden die Blutgefäße und Gewebe ebenfalls geschädigt. An der Regulation des Blutdrucks sind unterschiedliche körpereigene Mechanismen beteiligt. Plötzliche Blutdruckänderungen – etwa wenn Sie unversehens vom Sitzen aufstehen – werden schnell zentral vom Gehirn über Nervenleitungen korrigiert, die die Herzfrequenz und den Arteriendurchmesser anpassen. Längerfristig kontrollieren Hormone den Blutdruck, indem sie die Kontraktion der Arterien und die Ausscheidung von Flüssigkeit über die Nieren anpassen, wodurch das Blutvolumen und folglich auch der Blutdruck reguliert wird.

F Wie verändern die Arterien und Arteriolen ihren Durchmesser?

Die Wände dieser Blutgefäße können erschlaffen und sich kontrahieren. Dies geschieht mittels glatter Muskelfasern, die wir nicht willkürlich aktivieren können, sondern die der Kontrolle des vegetativen Nervensystems unterliegen. Wenn die Kontraktion dieser Muskelfasern stimuliert wird, nimmt der Durchmesser der Arterien und Arteriolen ab. Das heißt, die Blutgefäße verengen sich, der Widerstand steigt – und damit auch der Blutdruck.

F Wie tragen die Arterien zur Regulation des Blutdrucks bei?

In der Aorta und den Halsschlagadern sowie im Herzen befinden sich Pressorezeptoren, die auf Druck- oder Volumenänderungen innerhalb der Gefäße reagieren. Sobald diese Sinneszellen einen Druckanstieg bemerken, lösen sie über das Nervensystem eine Weitstellung der Arteriolen aus. Das Blut kann ungehindert fließen, und der Blutdruck sinkt. Dieser Mechanismus dient der kurzfristigen Regulation des Blutdrucks.

F Ändert sich mein Blutdruck, wenn ich Blut spende?

Ja. Ihr Blutdruck sinkt, und deswegen kann Ihnen schwindlig werden. Das Herz-Kreislauf-System kompensiert die Absenkung durch eine Zunahme der Herzfrequenz, gefolgt von einer Engerstellung der Blutgefäße. Dadurch wird der Blutdruck normalisiert. Das dauert allerdings einige Minuten, und daher müssen Sie nach dem Blutspenden eine Weile ruhig liegen.

F Hat die Schwerkraft Einfluss auf den Blutdruck?

Ja. Beim Stehen sammelt sich mehr Blut in der unteren Körperhälfte. Der Blutdruck steigt unterhalb und sinkt oberhalb des Herzens. Nach einer Faustregel ändert sich der Blutdruck pro 12 cm Entfernung vom Herzen um etwa 10 mmHg. Bei einem systolischen Druck von 120 mmHg in der Aorta sind die entsprechenden Werte 210 mmHg in den Füßen und nur 90 mmHg im Gehirn. Im Liegen stellen sich diese Drücke auf 120 mmHg ein.

F Nimmt der Blutdruck im Alter zu?

Ja. Mit zunehmendem Alter wird die Wand der Arterien und Arteriolen dicker und der Gefäßdurchmesser etwas geringer, der Blutdruck steigt. Außerdem lässt die Elastizität nach, sodass Kontraktion und Erschlaffung der Gefäße weniger leicht und umfassend vor sich gehen. Dadurch und durch verzögerte Reaktionen des Nervensystems sind die Kreislaufreflexe verlangsamt.

F Zeigt mein Blutdruck tageszeitabhängige Schwankungen?

Ja. Im Schlaf kann der Blutdruck um 10–20 mmHg sinken. Wenn Sie aufwachen und aufstehen, steigt er rasch wieder an. Die höchsten Werte im Tageslauf werden meist zwischen sechs Uhr früh und Mittag gemessen. Offenbar hängt der Blutdruck auch von der Beschäftigung tagsüber ab, im Allgemeinen ist er während der Arbeit höher als während der Mußestunden.

Mythos »Nur Männer bekommen einen Herzinfarkt.«

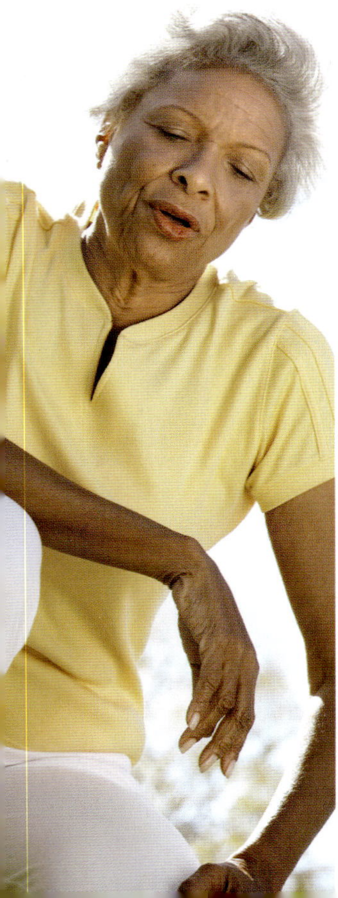

Wahrheit Früher wurden Herzinfarkte im Allgemeinen mit Männern in Zusammenhang gebracht, doch nichts könnte weiter von der Wahrheit entfernt sein. In Wirklichkeit ist die koronare Herzkrankheit mit ihren Komplikationen die häufigste Todesursache bei Frauen in Europa. 22 Prozent der europäischen Frauen sterben an den Folgen der koronaren Herzkrankheit. Generell nimmt das Infarktrisiko wegen der Hormonumstellung nach den Wechseljahren zu.

Der Herzmuskel

Ⓕ Wie sehen Herzmuskelzellen aus?

Die Zellen des Herzmuskels sind neben den quergestreiften Skelettmuskeln und den glatten Muskeln von Blutgefäßen und inneren Organen der dritte Muskeltyp im menschlichen Körper. Bau und Funktion sind einzigartig und weisen Eigenschaften der glatten wie der quer gestreiften Muskulatur auf. Mikroskopisch erkennt man im gefärbten Präparat ein Netz quer gestreifter, sich verzweigender Muskelfasern.

Ⓕ Wie arbeiten diese Herzmuskelzellen?

Jede Myokardzelle ist autonom: Das Herz kann sich selbst erregen. Anders als die beiden anderen Muskeltypen werden Herzmuskelzellen nicht direkt mit Nerven versorgt, sondern ihre Kontraktion wird durch eine Welle elektrischer Erregung aus dem Sinusknoten und dem AV-Knoten ausgelöst (siehe S. 20–21), die selbst aus Herzmuskelzellen bestehen. Nerven können nur die Herzfrequenz und die Kontraktionskraft verändern.

Ⓕ Werden elektrische Signale von einer Myokardzelle zur anderen geleitet?

Ja. Die Erregung wird zwischen den Herzmuskelzellen weitergeleitet. Sobald eine Myokardzelle – z. B. im rechten Vorhof – sich kontrahiert, überträgt sie den Aufruf »Kontraktion« auf sämtliche Zellen des rechten Vorhofs. Die Folge ist eine schnelle Kontraktionswelle im gesamten rechten Vorhof, die auch den linken Vorhof erreicht, dessen Muskelfasern sich zeitgleich kontrahieren. Die Information gelangt aber nicht direkt weiter zu den Kammern, da diese von den Vorhöfen durch die Ventilebene getrennt sind. Die Ventilebene besteht aus Bindegewebe und ist für elektrische Impulse undurchlässig.

Ⓕ Wie gelangt die Erregungswelle dann trotzdem weiter zu den Kammern?

Der einzige Weg führt über den AV-Knoten nahe der Grenze zwischen Vorhof und Kammer. Er ist durch ein Bündel spezialisierter Herzzellen mit der Scheidewand zwischen den Ventrikeln verbunden. Diese leiten die Erregungswelle zu beiden Seiten des Septums abwärts, wo sie sich ausbreitet und beide Ventrikel zugleich erfasst.

Ⓕ Wie sehen die Kontraktionen aus?

Bei einer Operation am offenen Herzen sieht man genau, wie es schlägt. Wenn sich die Myokardzelle kontrahiert, scheint sie ganz kurz zu zucken – nur den Bruchteil einer Sekunde. Sie wird kürzer und dicker, dann erschlafft sie. Bei der Kontraktion der Vorhöfe wird das Blut in die Kammern getrieben, die sich nach einer winzigen Pause kontrahieren. Sie scheinen aufzuzucken, während die Muskeln das Blut herausquetschen.

Ⓕ Wie schafft es der Herzmuskel, rund um die Uhr aktiv zu sein?

Jede Zelle erzeugt ihre eigene Energie in winzigen Kraftwerken, den Mitochondrien. Diese verbrauchen Sauerstoff und verbrennen Glukose, um den »Treibstoff« für die Zellfunktion zu erzeugen. Da die Herzmuskelzellen sich pausenlos zusammenziehen und wieder entspannen müssen, besitzen sie besonders viele und große Mitochondrien. Tatsächlich können Mitochondrien mehr als 25 Prozent einer Herzmuskelzelle ausmachen. Der Rest besteht überwiegend aus aktiven Fasern.

Ⓕ Brauchen Herzmuskelzellen viel Sauerstoff?

Ja, denn ihr Energiebedarf ist sehr hoch. Den Sauerstoff nehmen sie aus dem Blut der Herzkranzgefäße auf. Die meisten Zellen nutzen bloß etwa 30 Prozent des angebotenen Sauerstoffs. Allerdings arbeiten die Herzmuskelzellen äußerst effizient und können bis zu 90 Prozent des verfügbaren Sauerstoffs verwerten.

Das Herz beim Fötus und Neugeborenen

Ⓕ **Mein Mann und ich erwarten unser erstes Baby. Ab wann funktioniert sein Blutkreislauf?**

In der dritten Schwangerschaftswoche hat das Baby bereits rudimentäre Blutgefäße, die mit denen der Nabelschnur verbunden sind. Jetzt entsteht ein einfaches, röhrenartiges Herz und ein Netz von Blutgefäßen. Ab der fünften Woche funktioniert der Primitivkreislauf des Babys – das Herz pumpt Blut durch die Aorta und in die anderen Arterien und über die Venen ins Herz zurück. Für die Versorgung mit Sauerstoff und Nährstoffen und den Abtransport der Stoffwechselprodukte ist das Baby jedoch auf die Plazenta und die Nabelschnur der Mutter angewiesen.

Ⓕ **Wann beginnt das Herz des Embryos wirklich zu schlagen?**

Von der sechsten Schwangerschaftswoche an schlägt das kleine Herz ruhig und ab der zehnten Woche 80-mal in der Minute. Ab der 28. Woche kann der Arzt den Herzschlag des Babys mit einem trompetenförmigen Spezialstethoskop durch die Bauchwand hören. Schließlich schlägt das Herz zwischen 120- und 160-mal in der Minute. Diese Frequenz ist ein gutes Zeichen für das Wohlergehen des Babys im Mutterleib.

Ⓕ **Wie groß ist das Herz unseres Babys?**

Das Herz eines Ungeborenen ist winzig, doch im zweiten Monat wächst es stark im Verhältnis zur Körpergröße – das Verhältnis beträgt 1 : 50. Dagegen ist das Verhältnis bei der Geburt 1 : 120. Beim Erwachsenen beträgt es dann schließlich etwa 1 : 160.

Ⓕ Wie unterscheidet sich das Herz des Ungeborenen von meinem Herzen?

Die Lunge des Fötus funktioniert noch nicht; der große Unterschied ist ein Loch, das den rechten und linken Vorhof verbindet. So gelangt das Blut, das aus dem Körper zurückfließt, sowohl in die linke als auch in die rechte Herzhälfte. Weil das Baby über Nabelschnur und Plazenta mit Sauerstoff versorgt und von Kohlendioxid befreit wird, braucht sein Herz kaum Blut in die Lungen zu pumpen, sodass sich rechte und linke Kammer das Pumpgeschäft teilen. Das Blut fließt aus dem Lungenarterienstamm durch den Ductus arteriosus Botalli in die Aorta.

Ⓕ Hat der Kreislauf des Ungeborenen besondere Merkmale?

Der Großteil des sauerstoffreichen Blutes aus der Plazenta umgeht die Leber und entleert sich über die untere Hohlvene unmittelbar in die rechte Herzhälfte. Ein Teil des Blutes fließt direkt von der Arteria pulmonalis über den kurzen Ductus arteriosus Botalli in die Aorta. Das sauerstoffarme Blut wird dann vom Herzen des Babys über die Nabelarterien in die Plazenta zurückgeleitet, wo erneut sauerstoffreiches und nährstoffreiches Blut via Nabelvene in das Baby geleitet wird.

Ⓕ Wie entwickelt sich das Herz des Ungeborenen?

Die Entwicklung des kleinen Herzens erfolgt in mehreren Stufen. Aus dem anfangs schnell wachsenden Herzschlauch entstehen ein Vorhofteil und ein Kammerteil, die einen primitiven Kreislauf darstellen. In das Vorhofteil wächst von oben eine Scheidewand ein und bildet die beiden Arterien, die zunächst größer sind als der Kammerteil. In der einfachen Kammer bildet sich langsam eine Scheidewand, sodass schließlich zwei Kammern vorhanden sind. Kurz vor der Geburt sind die Ventrikel dann größer als die Atrien, und die Wand des linken Ventrikels ist viel dicker als die der anderen Herzhöhlen.

F Stimmt es, dass die Entwicklung des Menschenherzens ähnlich abläuft wie die anderer Lebewesen?

Bis zu einem gewissen Grad trifft das zu. Eine Zeit lang glaubte man sogar, die Ontogenese (Entwicklung des Individuums) sei eine Wiederholung der Phylogenese (Stammesentwicklung). Danach ähnelt z. B. das Entwicklungsstadium der beiden Atrien beim Baby dem Froschherzen, das der drei Kammern – zwei Atrien und ein Ventrikel – dem einer Schildkröte oder Schlange. Erst das Herz des Fötus mit den vier Kammern entspricht dem eines Säugetiers.

F Welchen Einfluss haben die Geburtswehen auf das Herz des Babys?

Die Wehen drücken den Kopf des Babys ins Becken. Dabei kann anfangs seine Herzfrequenz sinken, kehrt aber rasch zu Normalwerten zurück. Treten während der Geburt Komplikationen auf, lässt sich das an der Herzfrequenz des Babys ablesen. Sie wird daher vorsorglich überwacht.

F Was geschieht bei der Geburt im Herzen des Babys?

Mit dem ersten Atemzug und Schrei des Babys ändert sich der Kreislauf. Das Blut wird in der eigenen Lunge mit Sauerstoff beladen und der Kreislauf über die Nabelschnur beendet. Sobald der rechte Ventrikel über die Lungenarterie Blut in die Lungen pumpen, schließt sich das Foramen ovale (siehe S. 30) innerhalb von zehn Tagen nach der Geburt vollständig. Bei der Geburt sinkt die Herzfrequenz des Babys von 150 auf etwa 100 Schläge in der Minute.

F Was geschieht mit den anderen Blutgefäßen, die das Baby im Mutterleib brauchte?

Der Ductus arteriosus Botalli, der die Lungenarterie mit der Aorta verband, schließt sich zwischen dem vierten und zehnten Lebenstag. Da die Verbindung zu der Plazenta unterbrochen wird, schließt sich der Ductus venosus Arantii – das Gefäß, das sauerstoffreiches Blut unter Umgehung der Leber transportierte – zwischen dem zweiten und fünften Lebenstag. Zeitgleich wird die Vena umbilicalis in der Nabelschnur in einen Faserstrang umgewandelt.

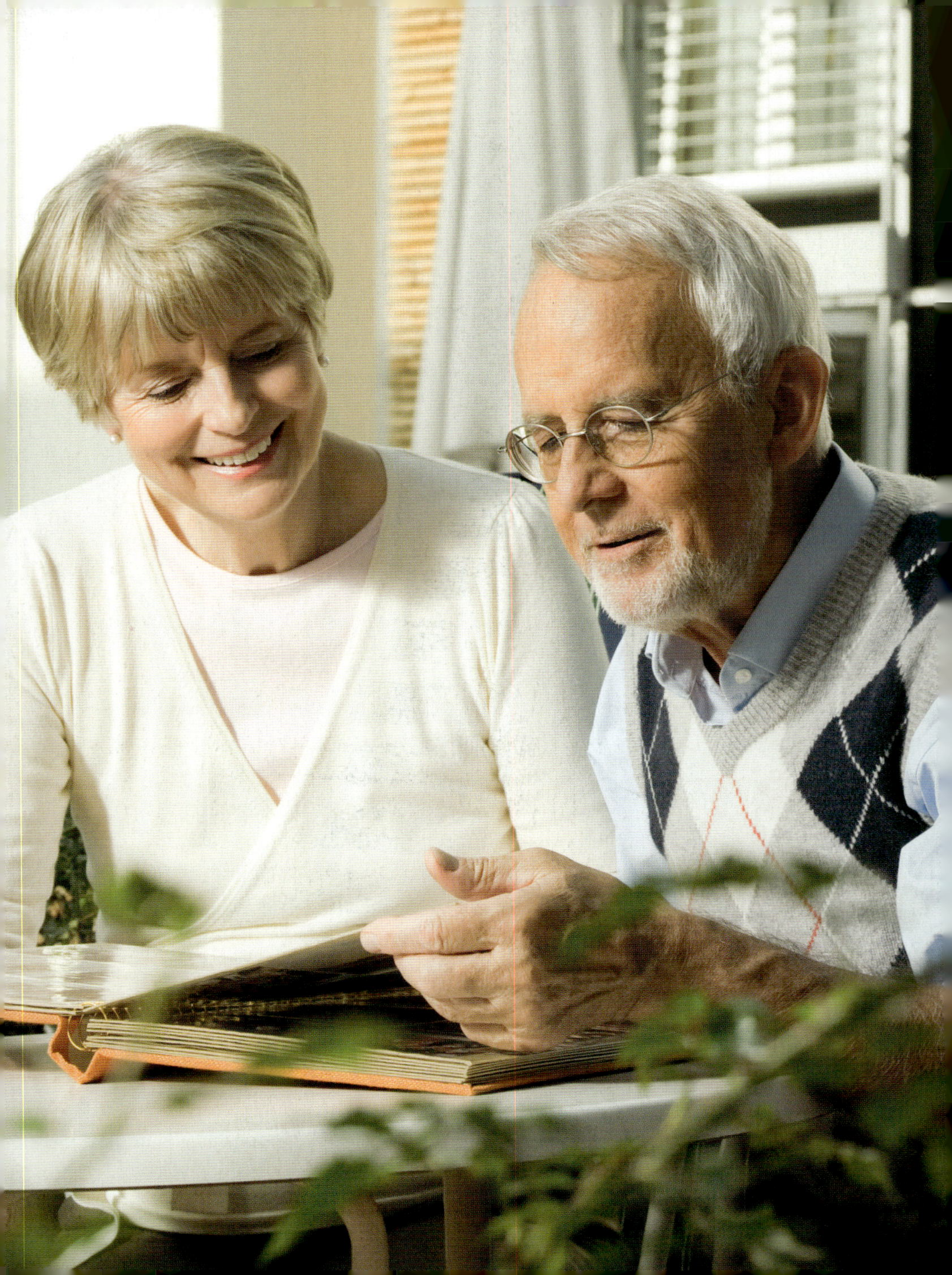

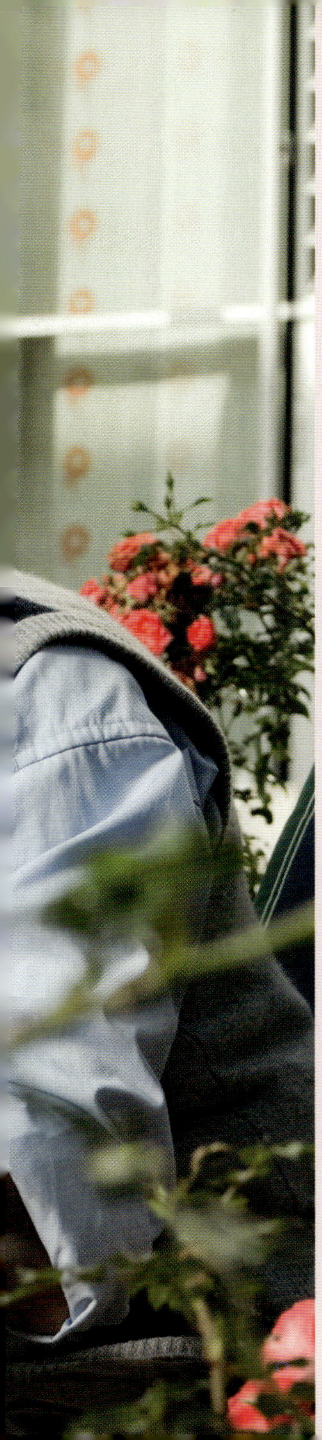

Risiko-faktoren

Veränderungen unserer Lebensweise im 20. Jahrhundert zusammen mit der Tatsache, dass wir länger leben, haben zu einem Anstieg von Herzleiden geführt. Typische Risikofaktoren – zu wenig Bewegung, mehr ungesundes Essen, mehr Tabakkonsum und mehr Stress – sind für dieses erhöhte Herz-Kreis-lauf-Risiko verantwortlich.

Alter, Geschlecht, Familie

F Hat eine 30-jährige Frau ein größeres Risiko, herzkrank zu werden, als ein gleichaltriger Mann?

Nein, ihr Risiko ist geringer. Es wurde mehrfach nachgewiesen, dass Männer im Vergleich zu Frauen unverhältnismäßig häufiger einen Herzinfarkt erleiden. Das gilt aber nur, bis die Frauen in die Wechseljahre kommen (siehe S. 169). Nach der Menopause ist die Infarkthäufigkeit bei Männern und Frauen annähernd gleich.

F Haben ältere Menschen ein höheres Risiko, herzkrank zu werden?

Die koronare Herzkrankheit ist eine degenerative Erkrankung, die typischerweise eher im Alter auftritt. Dann nämlich lässt die Elastizität der Arterien meist nach, sodass die Anfälligkeit für hohen Blutdruck und Herzleiden zunimmt. Fast jeder weiß von einem Menschen, der unerwartet früh daran starb, aber im Allgemeinen bekommen über 65-Jährige einen Herzinfarkt.

F Gibt es Ausnahmen?

Natürlich gibt es Ausnahmen – ein Herzinfarkt kann in jedem Alter auftreten. Am unteren Ende der Skala sind die wenigen Menschen, die in ihren Zwanzigern einen Herzinfarkt erleiden. Diese Patienten haben meist erstaunlich hohe Serumcholesterinspiegel über 1 000 mg/dl (siehe S. 38), und sie werden selten älter als 30 Jahre alt.

F Wird dieses Risiko mit zunehmendem Alter größer?

Ja, und zwar bei Männern und Frauen etwa gleich. Das Risiko für eine Herzinsuffizienz liegt bei 45- bis 55-Jährigen unter einem Prozent, bei 65- bis 74-Jährigen beträgt es zwei bis fünf Prozent und bei über 80-Jährigen rund zehn Prozent (siehe S. 71–75). In Deutschland war die Diagnose Herzinsuffizienz 2004 der häufigste Grund für einen Krankenhausaufenthalt bei Menschen über 65 Jahren.

Ⓕ Meine Eltern starben beide an einem Herzinfarkt. Kann das mir auch passieren?

Vermutlich haben Sie ein erhöhtes Risiko. Wenn ein naher Verwandter von Ihnen an einem Herzinfarkt starb, bevor er 60 war, ist dies der Fall. Auch hohe Cholesterinwerte und Bluthochdruck können das Infarktrisiko mit erhöhen und in Familien gehäuft vorkommen. Beide Werte sollten Sie von Zeit zu Zeit untersuchen lassen.

Ⓕ Stimmt es, dass die Menschen aus Südasien stärker zu Herzkrankheiten neigen?

Ja, das stimmt. Statistiken zufolge erkranken sie eher an lebensgefährlichen Herzleiden als z. B. die meisten Briten – tatsächlich fast 50 Prozent mehr. Das Risiko ist bei Männern und Frauen südasiatischer Herkunft annähernd gleich. Ziemlich sicher besteht auch ein Zusammenhang mit dem gleichfalls erhöhten Diabetesrisiko.

Ⓕ Habe ich als Afro-Kariberin ein geringeres Risiko, herzkrank zu werden?

So ist es. Statistisch ist Ihr Risiko, herzkrank zu werden, zwischen 25 und 50 Prozent geringer als beim Durchschnitt der mitteleuropäischen Bevölkerung. Allerdings gibt es auch Hinweise darauf, dass Sie überdurchschnittlich häufig einen Bluthochdruck entwickeln und auch einen Schlaganfall bekommen können.

Ⓕ Gibt es so etwas wie ein Herzinfarkt-Gen?

Wissenschaftler des Nationalen Genomforschungsnetzes (NGFN) haben im Jahr 2007 auf unterschiedlichen Chromosomen genetische Veränderungen entdeckt, die offenbar das Herzinfarktrisiko beeinflussen. Insgesamt fanden sie sieben genetische Varianten, die das Risiko jeweils um 20 bis 30 Prozent erhöhen. Doch Genanomalien betreffen nur einen Bruchteil eines Gens und können bei Tausenden verschiedener Gene vorkommen. Wenn die komplexen Eigenschaften der Gene eines Tages geklärt sind, könnte eine Gentherapie zur Infarktprävention möglich werden, aber das ist Zukunftsmusik.

Blutdruckveränderungen

F Welcher Blutdruck ist akzeptabel?

Jahrzehntelang galt ein Blutdruck von 140/90 mmHg als sehr guter Wert. Mittlerweile haben jedoch zahlreiche Untersuchungen ergeben, dass Menschen mit einem durchschnittlichen Blutdruck von 120/80 mmHg seltener herzkrank werden. Daher gilt dieser Wert heutzutage als optimal.

F Besteht bei alten Menschen die Gefahr, dass sie einen Bluthochdruck bekommen?

Ja. Mit den Jahren steigt der systolische Wert an (siehe S. 25). Dies geschieht so häufig, dass man einen systolischen Wert von 120 plus Alter früher für normal hielt. Auch hier hat sich inzwischen herausgestellt, dass Personen mit einem durchschnittlichen systolischen Blutdruck unter 120 viel besser gestellt waren als solche mit einem höheren systolischen Druck.

F Welche Gefahren bringt Bluthochdruck mit sich?

Bluthochdruck – fachsprachlich Hypertension oder Hypertonie – muss keinerlei Symptome verursachen, es sei denn, er ist stark erhöht. Dann treten meist Kopfschmerzen, Schwindel und gelegentlich Sehstörungen auf. Oft nennt man Bluthochdruck auch den »heimlichen Mörder«, weil er unmerklich andere, schwere Krankheiten verursacht (siehe S. 37). Ein unbehandelter Bluthochdruck führt bei einem von drei Betroffenen zu einer Herz-Kreislauf-Erkrankung.

F Kann eine Hypertonie einen Schlaganfall verursachen?

Ja. Der Schlaganfall ist mit Abstand das häufigste durch Hypertonie ausgelöste Ereignis. Etwa zwei von drei Schlaganfallpatienten leiden auch unter hohem Blutdruck. Betroffen sind doppelt so viele Frauen wie Männer.

Ⓕ Ist niedriger Blutdruck gefährlich?

Falls Sie krank sind, ja. Bei einem plötzlichen Schock stürzt der Blutdruck rapide ab und die Gewebedurchblutung ist verringert. Die Symptome hängen davon ab, welches Organ minderdurchblutet ist. Im Fall des Gehirns ist Benommenheit das erste Zeichen – sie kann geradewegs ins Koma übergehen. Sind die Nieren betroffen, kann es zum Nierenversagen kommen.

Ⓕ Wodurch wird niedriger Blutdruck verursacht?

Es gibt viele Ursachen. Häufig ist ein akuter Herzinfarkt – wenn das Infarktgebiet groß ist, kann das Herz nicht mehr richtig pumpen. Eine weitere Ursache ist die Überschwemmung des Blutes mit bestimmten Bakterientoxinen, was eine mangelnde Gewebedurchblutung bewirkt.

RISIKEN DES BLUTHOCHDRUCKS

Die meisten Menschen mit Bluthochdruck (Hypertonie) werden nicht richtig oder überhaupt nicht behandelt. Ein unbehandelter Bluthochdruck kann eine Reihe von Folgekrankheiten verursachen, zum Beispiel:

- Schlaganfall
- Koronare Herzkrankheit (zwei- bis dreifach erhöhtes Risiko)
- Herzinfarkt
- Stauungsinsuffizienz (Erweiterung der Herzkammern mit Stauung von Blut)
- Nierenleiden
- Verhärtung der Beinarterien (Schaufensterkrankheit, Claudicatio intermittens)
- Schädigung der Netzhautgefäße

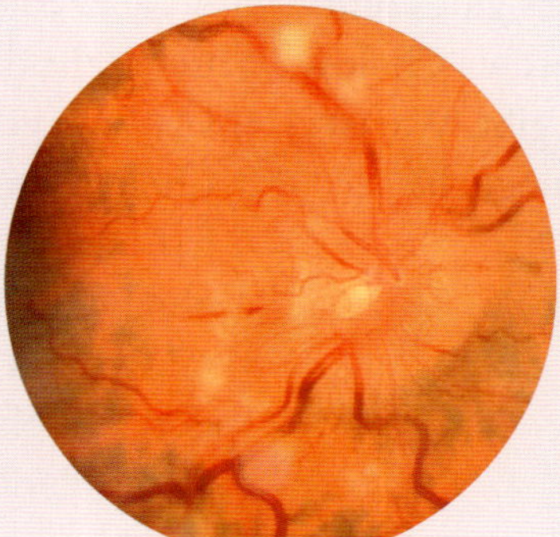

SCHÄDIGUNG DER NETZHAUTGEFÄSSE

Cholesterin

Ⓕ Seit wann weiß man etwas über die schädlichen Wirkungen des Cholesterins?

Um 1850 entdeckte der deutsche Pathologe Rudolf Virchow, dass die in Arterienwänden nachgewiesenen Plaques (Atherome) überwiegend aus Cholesterin bestehen. Seitdem vermutete man, eine Senkung des Blutcholesterins werde die Entstehung von Atheromen verhindern und dadurch die Häufigkeit von Herz-Kreislauf-Krankheiten verringern. Wir wissen heute, dass dies stimmt.

Ⓕ Cholesterin war doch nie ein großes Problem. Haben sich die Risiken verändert?

Als Cholesterin in den 1950er-Jahren Thema wurde, hielt man einen Gesamtcholesterinwert von über 300 mg/dl für schädlich. Im Lauf der Zeit wurden diese Richtwerte nach unten korrigiert und in den 1960er- und 1970er-Jahren galten 250 mg/dl als obere Grenze. In den 1980er-Jahren wurde der Idealwert mit 230 mg/dl und in den 1990er-Jahren auf unter 200 mg/dl angesetzt. Diese Angaben können noch differenziert werden, z. B. nach dem Alter.

Ⓕ Ich habe gehört, dass es gutes und schlechtes Cholesterin gibt. Wie ist das möglich?

Im Körper zirkuliert das Cholesterin gebunden an Lipoproteine, das sind Moleküle aus Eiweiß und Fett. Wir unterscheiden Lipoproteinen mit hoher Dichte (HDL-Cholesterin) und solche mit geringer Dichte (LDL-Cholesterin). Sie binden Cholesterin mehr oder weniger fest und transportieren es im Blutplasma (Blutflüssigkeit ohne Blutkörperchen). Das LDL im Plasma kann das Cholesterin in die Körperzellen transportieren, sodass es dort zu Ablagerungen kommt (siehe S. 56). Deswegen ist dieses Blutfett schlecht. Dagegen wirkt das HDL umgekehrt, indem es das Cholesterin bindet und die Ablagerung an der Gefäßwand verhindert.

F Ist denn mein Risiko für eine koronare Herzkrankheit umso geringer, je niedriger mein LDL-Wert ist?

Ja. Ihr LDL-Wert sollte möglichst niedrig sein. Im Idealfall sollte das LDL niedrig und das HDL hoch sein. Früher glaubte man, dass ein hoher HDL-Wert ein Schutz vor hohem LDL sei. Das stimmt aber nicht. Ein erhöhtes LDL ist ein unabhängiger Risikofaktor für die Entwicklung von Herz- und Gefäßkrankheiten. Zunächst galt ein LDL-Wert von 130 mg/dl als akzeptabel. Im Laufe umfassenderer und gründlicherer Studien wurde dieser Wert niedriger angesetzt, nämlich auf 100 mg/dl. Als optimal gilt ein Wert von 70 mg/dl.

F Gibt es weitere Marker im Blut, die das Risiko für Herzkrankheiten anzeigen?

Ja, es gibt zwei weitere. Der eine heißt C-reaktives Protein (CRP) und tritt bei Entzündungen auf – etwa wenn sich Plaques (Atherome) an der Arterienwand bilden und später zerreißen. CRP kann sogar direkt an diesem Prozess beteiligt sein. Der andere Marker ist ein erhöhter Wert der Aminosäure Homocystein.

DAS RISIKO CHOLESTERIN

Wenn Sie 20 Jahre oder älter sind und weder zuckerkrank noch herzkrank sind, können Sie anhand Ihres Gesamtcholesterin und HDL-Wertes Ihr künftiges Infarktrisiko bestimmen lassen.

GESAMTCHOLESTERIN

Wünschenswert sind Gesamtcholesterinwerte von unter 200 mg/dl. Zwischen 200 und 230 mg/dl sind grenzwertig, gelten aber bereits als Risiko. Ein Wert über 230 mg/dl bedeutet auf jeden Fall ein Risiko, herzkrank zu werden.

HDL-WERT

Ein Wert von 60 mg/dl ist prima und schützt Sie sogar vor einer Herzkrankheit. Unter 60 bis 40 mg/dl sind grenzwertig, während Werte unter 40 mg/dl ein Risiko für Sie bedeuten, herzkrank zu werden.

Lifestyle-Risiken

Ⓕ Mein Mann ist ziemlich träge. Kann er dadurch herzkrank werden?

Wenn er träge ist, hat er vermutlich auch Übergewicht. Natürlich ist das ungesund, aber trotzdem weitverbreitet. Es gibt einen klaren Zusammenhang zwischen Fettsucht, Diabetes und mangelnder körperlicher Bewegung. In statistischen Untersuchungen wurde jeder dieser Faktoren einzeln bewertet und nachgewiesen, dass jeder für sich das Risiko einer Herz-Gefäß-Krankheit erhöht. Die drei Faktoren zusammen ergeben ein mehrfaches Risiko.

Ⓕ Kann sich ein Herzinfarkt leicht wiederholen?

Ja. Wer an einer Herz-Kreislauf-Erkrankung leidet (etwa Herzinfarkt, Angina Pectoris oder Schlaganfall), läuft Gefahr, dass sich dieses Ereignis wiederholt.

Ⓕ Kann regelmäßiges körperliches Training das Risiko mindern?

Ja. Es ist erwiesen, dass regelmäßiges Training das Herz-Kreislauf-Risiko verringert. Wenn sich ein Sofahocker dreimal in der Woche aufrafft und fünf bis sechs Kilometer läuft, mindert er sein Risiko, selbst wenn er übergewichtig bleibt. Aus einer Studie geht hervor, dass eine Kontrollgruppe stark Übergewichtiger, die zusätzlich zum regelmäßigen Training ihre Ernährung anpasste, im Durchschnitt ein Prozent ihres Gewichts loswurde.

Ⓕ Kann Kaffee das Risiko, herzkrank zu werden, erhöhen?

Das im Kaffee enthaltene Koffein erhöht die Herzschlagfrequenz. Das kann sich als Herzklopfen äußern, auch kann ein Schlag mal aussetzen. Koffein in anderen Getränken, aber auch in Schokolade, kann ganz ähnlich wirken. Wenn Ihr Herz gesund ist, brauchen Sie sich nicht zu sorgen. Falls Sie einen Herzinfarkt hatten, sollten Sie Ihre Koffeinzufuhr einschränken.

RISIKOFAKTOREN DER KORONAREN HERZKRANKHEIT

Es gibt eine Reihe von Risikofaktoren, die einen Menschen für die koronare Herzkrankheit (KHK) disponieren. Einige davon sind vermeidbar oder können zumindest eingeschränkt werden, andere hingegen sind unvermeidbar.

VERMEIDBARE RISIKEN

- Rauchen
- Stress
- Bewegungsmangel
- Erhöhter Blutdruck
- Erhöhte Cholesterinwerte (siehe S. 39)
- Diabetes (außer erblich)
- Übergewicht

UNVERMEIDBARE RISIKEN

- Alter (zunehmendes)
- Geschlecht (Frauen nach den Wechseljahren, Männer)
- Erbfaktoren (manche haben eine genetische Veranlagung zu Diabetes, Herzinfarkt oder erhöhten Cholesterinwerten)

Je mehr Risikofaktoren auf Sie zutreffen, desto eher können Sie an koronarer Herzkrankheit erkranken. Einige Faktoren, wie Rauchen und Cholesterin, sind gefährlicher als andere.

Erhöhtes KHK-Risiko

						Mangel an Bewegung
					Stress	Stress
				Übergewicht	Übergewicht	Übergewicht
			Diabetes	Diabetes	Diabetes	Diabetes
		Bluthochdruck	Bluthochdruck	Bluthochdruck	Bluthochdruck	Bluthochdruck
	Cholesterin erhöht	Cholesterin erhöht	Cholesterin erhöht	Cholesterin erhöht	Cholesterin erhöht	Cholesterin erhöht
Rauchen	Rauchen	Rauchen	Rauchen	Rauchen	Rauchen	Rauchen

Risikofaktoren →

F Gibt es einen Zusammenhang zwischen Herz und Gefühlen?

Die Umgangssprache belegt seit jeher einen Zusammenhang: Das Herz wird einem schwer, der Verliebte bekommt heftiges Herzklopfen beim Anblick seiner Angebeteten, es bricht ihm das Herz, wenn sie ihn verschmäht, ein mutiger Mann ist beherzt und der Durchschnittsmann ist herzlos – es gibt noch viele entsprechende Redewendungen. Ob jedoch Gefühle wirklich Herzkrankheiten verursachen, ist wissenschaftlich ausgesprochen schwer zu belegen, der Beweis steht also noch aus.

F Können heftige Gefühlserregungen mein Herz gefährden?

Möglicherweise. Es gibt zunehmend Hinweise darauf, dass anhaltende Gefühle wie Angst, Niedergeschlagenheit oder Wut, aber auch Einsamkeit zu Herzleiden beitragen können, sie auslösen oder verschlimmern. Anscheinend nagen ständiger Ärger, Minderwertigkeitsgefühle, Verdrossenheit und fehlende Motivation so sehr an manchen Menschen, dass die normale Regulation des Stoffwechsels und des autonomen Nervensystems beeinträchtigt wird – und somit auch die Herzfunktion. Offenbar wird der Zustand noch verschlimmert, wenn die Betroffenen versuchen, ihre Probleme mithilfe von Zigaretten und/oder Alkohol zu lösen.

F Früher sagte mir einmal ein Arzt, ich sei eine Typ-A-Persönlichkeit und hätte daher ein erhöhtes Herz-Kreislauf-Risiko. Stimmt das?

Vor etwa vierzig Jahren war es üblich, von Typ-A- und Typ-B-Persönlichkeiten zu sprechen. Typ-A-Persönlichkeiten galten als aggressiv, ehrgeizig, fordernd und sogar feindselig. Diese Personen sollten signifikant häufiger Herz-Kreislauf-Krankheiten bekommen als die locker, gelassen und entspannt reagierenden Typ-B-Persönlichkeiten. Inzwischen weiß man, dass auch Angst, Depression und andere psychologische Faktoren mit einem erhöhten Infarktrisiko korrelieren.

Ⓕ Kann starker Stress im Alltag zu Herzkrankheiten führen?

Wahrscheinlich ja. Sehr ängstliche, akut gestresste und zutiefst niedergeschlagene Menschen erkennt man leicht in einer Menge. Die meisten von uns sind aber nur ein wenig gestresst und ängstlich. Bekommen wir trotzdem eine Herz-Kreislauf-Krankheit? Jeder Mensch geht individuell mit Stress um. Dennoch gehen Depression, Angst, Stress und soziale Isolierung nachweislich mit einer größeren Häufigkeit von Herz- und Gefäßkrankheiten einher und diese haben eine schlechtere Heilungstendenz.

Ⓕ Warum bekommen depressive, ängstliche, gestresste und einsame Menschen eher Herz-Kreislauf-Krankheiten?

Die Erklärungen sind oft spekulativ, aber es spricht einiges dafür, dass die Betroffenen eher zu einer ungesunden Lebensführung neigen. Sie essen ungesund, sind körperlich träge, sind dicker, zeigen weniger Einsicht bei der Einnahme von Medikamenten und rauchen häufiger. Sie haben häufiger Herz-Kreislauf-Probleme, deren Therapie weniger erfolgreich verläuft.

Ⓕ Wird das Risiko eines Herzinfarkts größer, wenn man einen stressigen Arbeitsplatz hat?

Das ist möglich, falls Sie längere Zeit an einen solchen Arbeitsplatz gebunden sind. Ein bisschen Stress gehört einfach zum Leben, aber Dauerstress ist ungesund. In Großbritannien wurde 2003 eine Studie veröffentlicht, der zufolge anhaltender Stress schlimmer sein kann als 18 kg zuzunehmen oder 30 Jahre älter zu sein, denn Berufstätige kompensieren ihren Stress, indem sie mehr Alkohol trinken, mehr rauchen und sich weniger bewegen. Die Studie bestätigt, dass ein stressiger Arbeitsplatz das Risiko eines Infarkts und eines tödlichen Schlaganfalls erhöht. Bei körperlicher Arbeit ist das Risiko besonders hoch, vermutlich weil oft Überstunden und Schichtarbeit geleistet werden und letztere den natürlichen Schlaf-Wach-Rhythmus aus dem Takt bringt.

F Wie reagiert mein Körper auf Stress?

Der Körper reagiert auf zwei Arten. Einerseits sofort, akut, andererseits langsamer bei chronischem Stress. Die sogenannte »Kampf-oder-Flucht-Reaktion« setzt ein, sobald Sie sich bedroht fühlen oder wütend sind. Die Nebennieren schütten dann Adrenalin in den Kreislauf. Sogleich atmen Sie schneller, die Herzfrequenz nimmt zu und für den akuten Energiebedarf wird mehr Glukose bereitgestellt. Gehirn und Muskeln werden stärker durchblutet, sodass Sie besser denken und sich schnell bewegen können. Haut und Verdauungsorgane werden hingegen schlechter durchblutet.

F Wie reagiert der Körper auf chronischen Stress?

Bei Dauerstress werden der Hypothalamus und die Hirnanhangdrüse stimuliert und veranlassen die Nebennierenrinde, Cortisol und andere Corticosteroide (NNR-Hormone) ins Blut abzugeben. Diese wirken sich mit der Zeit nachteilig aus, z. B. steigt der Blutdruck, die Nierenfunktion kann beeinträchtigt werden und zu einem erhöhten Risiko von Herz-Kreislauf-Erkrankungen führen.

F Ist Rauchen wirklich ein so hohes Risiko?

Rauchen zählt in puncto Herzkrankheiten zu den größten Risiken. Der Leiter des amerikanischen Gesundheitswesens bezeichnete Rauchen als »wichtigste vermeidbare Krankheits- und Todesursache in den Vereinigten Staaten«. Rauchen verursacht koronare Herzkrankheit. Raucher erkranken zwei- bis viermal häufiger an diesem Krankheitsbild als Nichtraucher. Schon eine bis vier Zigaretten täglich verdreifachen das Risiko, an einem Herzleiden zu sterben. Zigarettenrauchen verdoppelt die Gefahr eines Schlaganfalls, mindert die Durchblutung, verursacht periphere Durchblutungsstörungen und verschlimmert Aneurysmen der Bauchaorta.

Ⓕ Warum ist Rauchen so gefährlich für Herz und Kreislauf?

Der Rauch von Zigaretten, Zigarren und Pfeifen enthält giftige Chemikalien wie Teer, Kohlenmonoxid und Nikotin. Teer verklebt das Lungengewebe und Kohlenmonoxid erschwert den Sauerstofftransport durch die roten Blutkörperchen (Hämoglobin). Kohlenmonoxid bindet hundertmal leichter als Sauerstoff an Hämoglobin und blockiert so mehr als acht Prozent der Sauerstofftransportkapazität des Blutes. Aus diesem Grunde muss das Herz-Kreislauf-System schwerer arbeiten, um die Zellen mit dem benötigten Sauerstoff zu versorgen. Auch die Herzmuskelzellen erhalten bei Rauchern nicht den Sauerstoff, den sie brauchen. Das Nikotin hat die Eigenschaft, die Freisetzung von Adrenalin zu stimulieren, das seinerseits den Blutdruck erhöht. Rauchen fördert auch die Fettablagerungen in den Arterien, deren Innendurchmesser dadurch kleiner wird. Das erhöht das Angina-Pectoris- und das Herzinfarktrisiko.

Ⓕ Was ist von »Light«-Zigaretten zu halten?

Zigaretten mit geringem Teergehalt (Kondensat) senken nicht das Risiko, eine Herz-Kreislauf-Krankheit zu bekommen, denn mag der Gehalt auch geringer sein, so enthält der Rauch immer noch genug andere Giftstoffe. Oft rauchen »Light«-Raucher auch einfach mehr Zigaretten, um ihre Nikotindosis zu erreichen.

Ⓕ Ist auch das Passivrauchen gefährlich?

Ja. Das Risiko ist jedoch nicht annähernd so hoch wie bei Rauchern. Sowohl der Rauch der glimmenden Zigarette wie der, den die Raucher ausatmen, enthält giftige Stoffe, die Sie passiv einatmen. Nachweislich haben Menschen, die mit einem Raucher zusammenleben, ein größeres Risiko, herzkrank zu werden, als Erwachsene und Kinder in einem rauchfreien Haushalt.

Mythos »Rotwein ist gesund fürs Herz.«

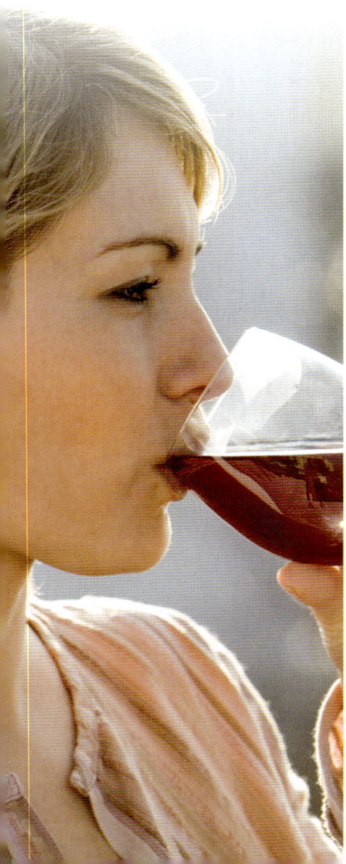

Wahrheit Es spricht einiges für diese Behauptung, vor allem, wenn der Rotwein in Maßen zum Essen getrunken wird. Man nimmt an, dass die Flavonoide, die in größeren Mengen im Rotwein enthalten sind, die schädliche Wirkung der freien Radikale bekämpfen – jener gefährlichen Moleküle, die in den Zellen, auch in den Herzmuskelzellen, schwere Schäden anrichten können.

F Wie schnell erholt sich mein Körper, wenn ich das Rauchen aufgebe?

Der Verzicht auf das Rauchen ist ein sehr wirksames Verfahren, das Risiko womöglich tödlicher Herz-Kreislauf-Erkrankungen zu verringern. Sobald Sie aufhören zu rauchen, beginnt Ihr Körper entstandene Schäden zu reparieren, und sehr bald – manchmal bereits nach 24 Stunden – wird dem Herzen deutlich mehr Sauerstoff zugeführt. Je länger Sie nicht mehr rauchen, desto geringer wird Ihr persönliches Risiko für eine Herz-Kreislauf-Erkrankung (und auch für Krebs).

F Um wie viel geringer wird das Risiko für eine koronare Herzkrankheit, wenn ich nicht mehr rauche?

Die koronare Herzkrankheit (KHK) ist die häufigste Herz-Kreislauf-Krankheit und der Verzicht allein auf das Zigarettenrauchen führt zu einer Abnahme der KHK-Sterblichkeit um 36 Prozent. Auch die Häufigkeit der nicht tödlichen KHK sinkt um 36 Prozent, wenn man Menschengruppen, die das Rauchen aufgaben, mit solchen vergleicht, die nie geraucht haben.

F Nimmt auch die Gefahr eines Schlaganfalls ab?

Aktive Raucher erkranken und sterben viel häufiger an einem Schlaganfall als Exraucher. Das gilt übrigens für sämtliche Herz-Kreislauf-Erkrankungen.

F Welche schädlichen Wirkungen hat der Genuss von Alkohol?

Bluthochdruck kann durch chronischen Alkoholkonsum über die empfohlene Menge hinaus entstehen (siehe S. 145) und erhöht deutlich die Gefahr, eine Herz-Kreislauf-Krankheit zu bekommen. Die Herzleistung kann abnehmen, weil Alkohol den Herzmuskel direkt schädigt. Er führt nämlich zur Erweiterung und Schwächung der Kammern (Kardiomyopathie). Bei Trinkern mit vergrößertem Herzen besteht oft eine Stauungsinsuffizienz mit geschwollenen Knöcheln und Atemnot. Sogar Herzrhythmusstörungen bis zum Vorhofflimmern sind möglich.

F Hat Alkohol auch günstige Wirkungen?

Ja, einige. Es gibt seriöse Untersuchungen, denen zufolge mäßiger Alkoholgenuss (ein bis zwei Gläser pro Tag, siehe S. 145) mit einem um 30 bis 50 Prozent verringerten Risiko von Herz-Kreislauf-Erkrankungen verbunden ist. Tatsächlich ist ein Schutz vor der koronaren Herzkrankheit gegeben, vor allem bei Frauen nach der Menopause und bei Männern über 40. Mehr als die empfohlene Menge erhöht jedoch das Risiko von Herzkrankheiten.

F Wie kommt diese Schutzwirkung des Alkohols am Herzen zustande?

Neuere Untersuchungen ergaben, dass die Schutzwirkung des Alkohols auf seiner Eigenschaft beruht, das gute HDL-Cholesterin zu erhöhen (siehe S. 38). Geringe Mengen Alkohol können die Fließeigenschaften des Blutes verbessern, sodass die Gefahr eines Infarkts oder Schlaganfalls geringer wird. Diese Wirkung tritt offenbar leichter ein, wenn der Alkohol zum Essen getrunken wird.

F Wie wirken Partydrogen, z. B. Kokain, auf das Herz?

Kokain ist ein Aufputschmittel und zählt zu den meistbenutzten Partydrogen. Es ist zugleich eine der gefährlichsten Drogen für das Herz. Auch viele andere Drogen schädigen das Herz (siehe S. 49). Kokain kann die Blutversorgung des Herzens verringern, Arrhythmien verursachen und die Herzfunktion beeinträchtigen.

F Warum ist Kokain für die Blutversorgung des Herzens gefährlich?

Eine direkte Wirkung des Kokains ist die Verkrampfung der Herzkranzgefäße. Gleichzeitig wird paradoxerweise in den Herzmuskelzellen ein größerer Sauerstoffbedarf ausgelöst. Normalerweise erweitern sich die Koronargefäße, sobald der Sauerstoffbedarf des Herzens zunimmt. Unter Kokain jedoch ziehen sie sich zusammen. Durch diese paradoxe Reaktion wird die Gefahr eines womöglich tödlichen Herzinfarktes erhöht.

(F) Wie groß ist die Wahrscheinlichkeit eines Herzinfarktes für einen Kokain-User?

In den 60 Minuten nach Aufnahme von Kokain ist das Infarktrisiko um den Faktor 24 erhöht, unabhängig davon, ob Sie zum ersten Mal oder gewohnheitsmäßig koksen. Kokain verursacht ein Ungleichgewicht der Koronardurchblutung (siehe S. 48) und aktiviert unmittelbar den Blutgerinnungsmechanismus. Da ein Blutgerinnsel oft dem Infarkt vorausgeht, wird die Attacke wahrscheinlicher. Meist geschieht dies nach dem Einziehen von Kokain durch die Nase (die gängigste Praxis). Das Durchschnittsalter der User, die nach Kokain einen Herzinfarkt erleiden, beträgt 34 Jahre. 20 Prozent sind noch nicht einmal 25 Jahre alt.

(F) Kann Kokain tödlich wirken?

Ja – Kokain ist weitaus gefährlicher, als die meisten Menschen denken. Der Mechanismus ist noch nicht ganz geklärt, aber Kokain kann alle möglichen Herzarrhythmien auslösen. Tödliche Herz-Kreislauf-Komplikationen nach Kokain sind allerdings vergleichsweise selten. Die Zahl der Todesfälle nach Kokain-Missbrauch liegt unter zwei Prozent. Wahrscheinlich beruht das darauf, dass überwiegend junge Leute koksen – und die haben normalerweise keine koronare Herzkrankheit.

(F) Hat die Partydroge Ecstasy irgendwelche Wirkungen auf das Herz?

Ja. Ecstasy enthält eine psychoaktive Substanz namens MDMA. MDMA wirkt primär auf das Gehirn, kann aber zu Bluthochdruck und zu Tachykardie (starke Herzrhythmusbeschleunigung) führen. In seltenen Fällen kann auch die Temperaturregulation schwer gestört sein. Das gefährdet hochgradig die Funktionen der Leber, der Nieren und des Herz-Kreislauf-Systems. Bisher gibt es jedoch noch keinen Beleg für einen Zusammenhang zwischen Ecstasy und koronarer Herzkrankheit.

Fettsucht und Diabetes

F Wie viele Menschen sind stark übergewichtig?

Fettsucht ist ein weltweit zunehmendes Problem. Vor 50 Jahren wusste man nur wenig darüber, sie war kein Thema. Heute dagegen ist sogar Fettsucht bei Kindern weltweit Schlagzeilen wert. Nach den Berechnungen der Weltgesundheitsorganisation (WHO) gab es 2005 circa 1,6 Milliarden Erwachsene mit Übergewicht, von ihnen waren 400 Millionen fettsüchtig. Prognosen besagen, dass es im Jahr 2015 mehr als 2,3 Milliarden übergewichtige Erwachsene geben wird, davon 700 Millionen Fettsüchtige. Die Zahlen der WHO beruhen auf dem Body-Mass-Index (BMI), einem globalen standardisierten Messwert (siehe S. 136–137), der aus dem Gewicht und der Körpergröße eines Menschen ermittelt wird.

F Warum werden Fettsüchtige herzkrank?

Bei ihnen sind in der Regel außer dem Blutdruck die Werte von Gesamtcholesterin, LDL-Cholesterin und C-reaktivem Protein (siehe S. 91) erhöht. Fettsucht kann tödlich sein. Es lässt sich nicht nachweisen, dass Fettsucht allein ein verlässlicher Indikator einer späteren Herz-Kreislauf-Krankheit ist, aber es besteht ganz offenbar ein Zusammenhang mit den genannten Faktoren, und diese gehen einer Herz-Kreislauf-Krankheit voraus.

F Mindert Gewichtsabnahme das Risiko von Herzerkrankungen?

Ja. Langzeitbeobachtungen ergaben einen eindeutigen Zusammenhang zwischen Gewichtsabnahme und Abnahme von Gesamtcholesterin, LDL-Cholesterin, C-reaktivem Protein und Blutdruck. Die Häufigkeit von Herz-Kreislauf-Krankheiten nimmt daher mit dem Gewichtsverlust auf jeden Fall ab (siehe S. 147).

Ⓕ Erhöht Fettsucht in der Kindheit das Risiko, herzkrank zu werden?

Ja. Fettsucht in der Kindheit ist ein sehr verlässlicher Indikator für spätere Erkrankungen des Herzens und der Blutgefäße. Dies ist besonders bedrohlich, da die Rate der unter Fettsucht leidenden Kinder und Jugendlichen eine deutliche Tendenz nach oben aufweist. Die Internationale Liga gegen die Fettsucht meldet, dass weltweit eines von zehn Kindern zwischen fünf und 17 Jahren entweder übergewichtig oder fettsüchtig ist.

Ⓕ Wie hoch ist das Risiko bei Diabetikern, herzkrank zu werden?

Eine Faustregel besagt, dass ein Diabetiker ein zwei- bis fünfmal höheres Risiko hat als ein Nichtdiabetiker, herzkrank zu werden. Typ-2-Diabetiker haben meist höhere Cholesterin- und Triglyzeridwerte. Oft ist der Anteil von HDL und LDL (siehe S. 38–39) umgekehrt, sodass sich mehr schlechtes Cholesterin ansammelt. Daher kommt es beim Typ-2-Diabetiker zur Verengung der Arterien (Arteriosklerose), weil sich in den Blutgefäßwänden Narben und harte Plaques (Atherome) bilden. Die Folge dieser Veränderungen ist, dass Menschen mit Diabetes häufiger von Schlaganfällen, Herzinfarkten und Durchblutungsstörungen in den Beinen betroffen sind. Außerdem haben die diffusen Gefäßprobleme oft nicht vaskuläre Komplikationen zur Folge.

Ⓕ Was bedeutet das für Diabetiker?

Es bedeutet, dass der Herzmuskel eines Diabetikers leichter geschädigt werden (Kardiomyopathie) und er deswegen eher einen Herzinfarkt erleiden kann. Überdies ist bei Diabetikern die Gefahr größer, den Infarkt nicht zu überleben. Wenn sich ein an Diabetes erkrankter Mensch vom Herzinfarkt erholt, ist ferner die Wahrscheinlichkeit größer als bei anderen Personen, dass er irgendwann später einen erneuten Infarkt erleidet.

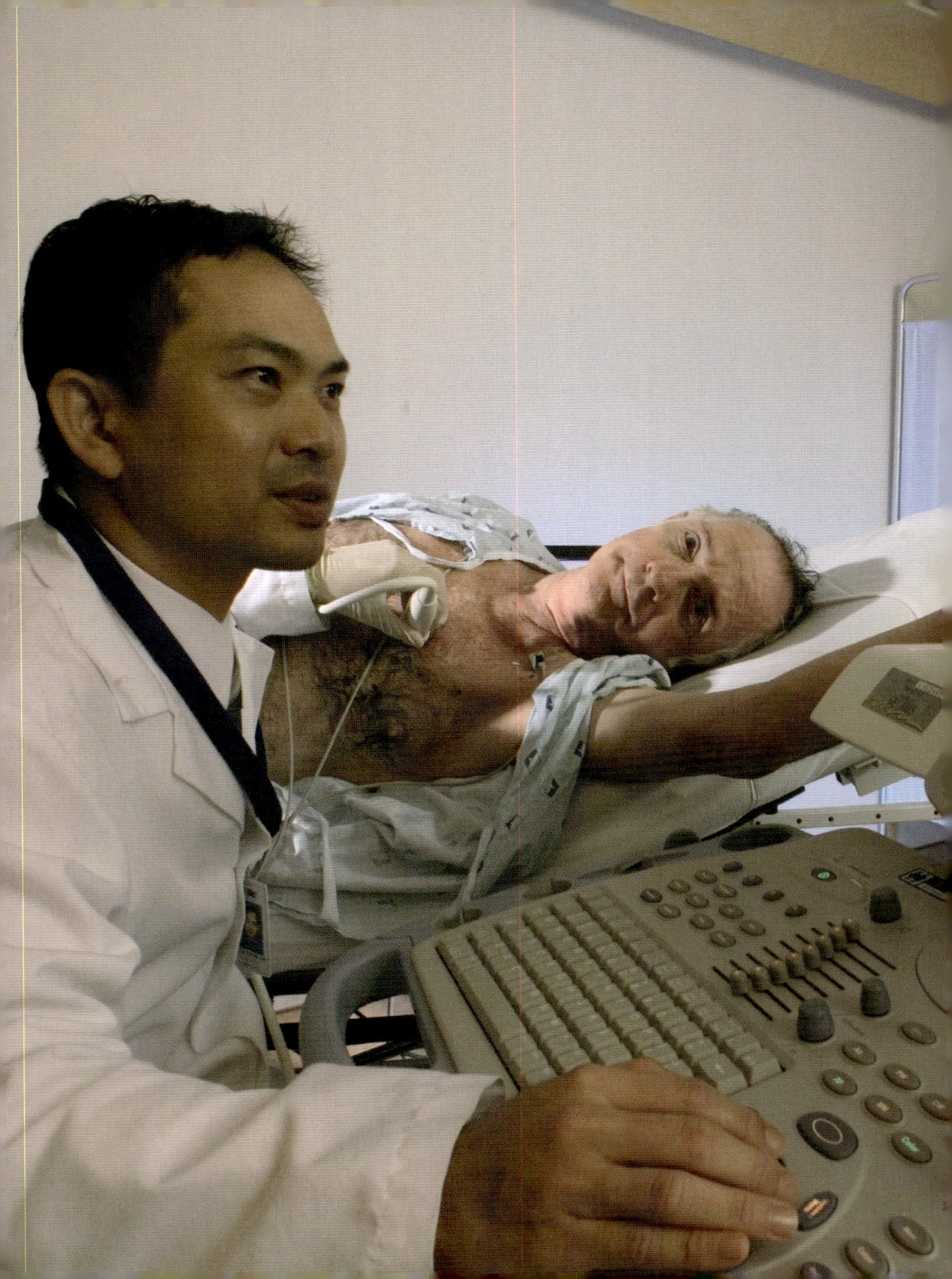

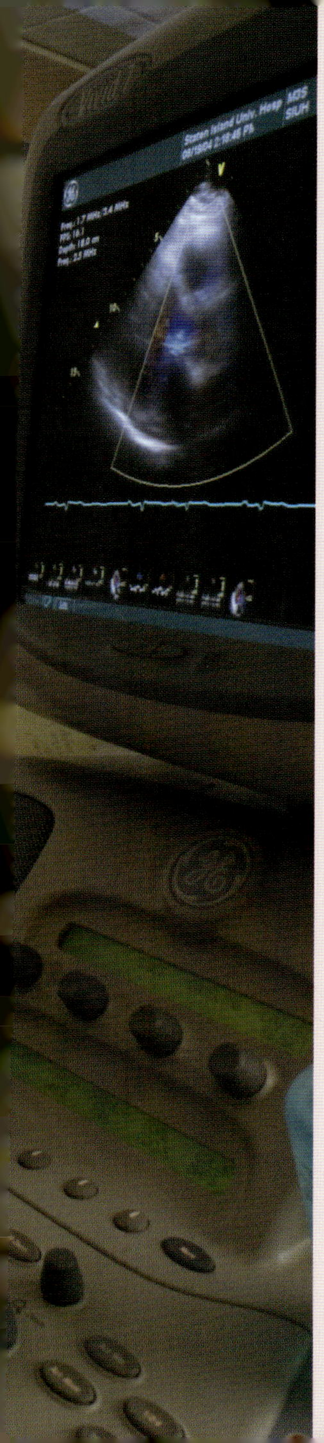

Herz-krankheiten

Den meisten Herzleiden liegt eine Störung der vier Hauptfunktionen des Organs zugrunde: unzureichende Durchblutung der Herzkranzgefäße, Herzrhythmusstörungen, Herzklappenfehler oder Funktionsstörungen des Herzmuskels. Herzkrankheiten können angeboren sein, als Folge von Entzündungen oder Infektionen auftreten oder umweltbedingt, etwa durch Zigarettenrauch.

Koronare Herzkrankheit

Ⓕ Was versteht man unter koronarer Herzkrankheit (KHK)?

Zu dieser ernsten Erkrankung kommt es, wenn die Herzkranzgefäße verengt oder verstopft sind. Im Prinzip handelt es sich um eine Störung von Angebot und Nachfrage. Die Funktion der Herzkranzarterien ist beeinträchtigt, sodass sie dem Herzmuskel zu wenig Blut liefern und daher im gegebenen Fall einen gestiegenen Bedarf an Sauerstoff nicht decken können. In Ruhe, vor allem während des Schlafs, ist das Herz ziemlich anspruchslos. Doch es gibt Situationen – meist bei Anstrengung oder Stress –, in denen der Herzmuskel und der Körper insgesamt mehr Blut benötigen. Bei der koronaren Herzkrankheit kann das Herz diese Anforderung nicht mehr erfüllen.

Ⓕ Wie häufig ist die koronare Herzkrankheit?

Die koronare Herzkrankheit hat in den vergangenen 50 Jahren mehr Todesopfer gefordert als jede andere Erkrankung. Weltweit starben Millionen von Menschen an dieser Krankheit, und noch mehr sind erkrankt.

Ⓕ Wann beginnt die koronare Herzkrankheit?

Die Verengung der Herzkranzgefäße beginnt einige Zeit nach dem Einsetzen der Arteriosklerose (siehe S. 56), also wenn sich Fettablagerungen an der Innenwand der Arterien ansammeln. Die Arteriosklerose beginnt bereits in der Kindheit und schreitet mit den Jahren fort. Meist erreicht sie den kritischen Punkt, wenn eines der Koronargefäße – von der Hauptarterie bis zu einer Arteriole – zu mindestens 75 Prozent verengt ist. Dann ist die Durchblutung massiv verringert, was die Symptomatik einer Angina Pectoris auslösen kann.

Ⓕ Was geschieht bei Angina Pectoris?

Der Begriff Angina Pectoris kommt vom Lateinischen (*angina* = Enge, *pectus* = Brust). Typisch ist, dass Sie den Schmerz unter dem Brustbein (*Sternum*) spüren. Die Symptome sind variabel, aber häufig sind ein Druckschmerz und ein Schweregefühl, die in den linken Arm oder seltener in den Kiefer und sogar in den rechten Arm ausstrahlen. Möglicherweise bekommen Sie Brechreiz, Atembeschwerden oder Schweißausbrüche.

Ⓕ Wann kann ein Angina-Pectoris-Anfall auftreten?

Der Brustschmerz wird meist mit Belastungen assoziiert – etwa einer üppigen Mahlzeit oder Treppensteigen – und geht vorüber, sobald die Belastung aufhört. Im klassischen Fall dauert der Schmerz nur einige Minuten, kann aber wiederkehren, wenn die Belastung sich wiederholt.

Ⓕ Wie kann ich den Angina-Schmerz lindern?

Am besten ist es, wenn Sie auf Ihren Körper hören, unterbrechen, was Sie gerade tun, und sich ausruhen. Wenn Sie gerade gehen, setzen Sie sich hin. Wenn Ärger den Anfall ausgelöst hat, ziehen Sie sich aus der Situation zurück. Machen Sie keinen Fehler: Ihr Herz hat die maximale Belastbarkeit erreicht, und wenn Sie sich weiter belasten, riskieren Sie einen Herzinfarkt.

Ⓕ Könnte der Schmerz statt eine Angina Pectoris auch einen Herzinfarkt anzeigen?

Ja, wenn das Koronargefäß nicht teilweise, sondern vollständig blockiert ist, haben Sie vermutlich einen Herzinfarkt oder einem Myokardinfarkt, bei dem ein Teil des Herzmuskels abstirbt (siehe S. 54). Das geschieht, wenn sich auf einer Plaque ein Gerinnsel bildet, das plötzlich ein Koronargefäß blockiert und den Bereich dahinter von der Blutzufuhr abschneidet. Wie viel Herzmuskelgewebe zugrunde geht, hängt davon ab, an welcher Stelle die Blockade eintritt und wie lange sie dauert (siehe S. 57).

Verengte Arterien

Damit Ihr Herz und Ihr Körper gesund bleiben, muss das Blut ungehindert und mit dem richtigen Druck fließen. Wird der Blutstrom im Kreislauf durch eine oder mehrere verengte Arterien gebremst, dann kommt es allmählich zu Problemen im Herz-Kreislauf-System. Noch schlimmer ist es, wenn zum Beispiel eines der Herzkranzgefäße vollständig blockiert ist, denn das kann tödlich sein, falls die Blockierung nicht schnell aufgelöst wird. Die häufigste Ursache verengter Arterien ist die Arteriosklerose, auch Atherosklerose genannt (siehe unten).

ARTERIOSKLEROSE

Eine Arteriosklerose entsteht, wenn Fette, beispielsweise Cholesterin, sich an der Innenwand einer Arterie anlagern und den ungehinderten Durchfluss des Blutes hemmen. In den Frühstadien (Bild rechts) zirkulieren Fettklümpchen zwischen den roten Blutkörperchen und beginnen sich als kleine gelbe Depots (Atherome) an der inneren Gefäßwand anzuheften. Der Durchfluss des Blutes ist zunächst nur wenig verringert.

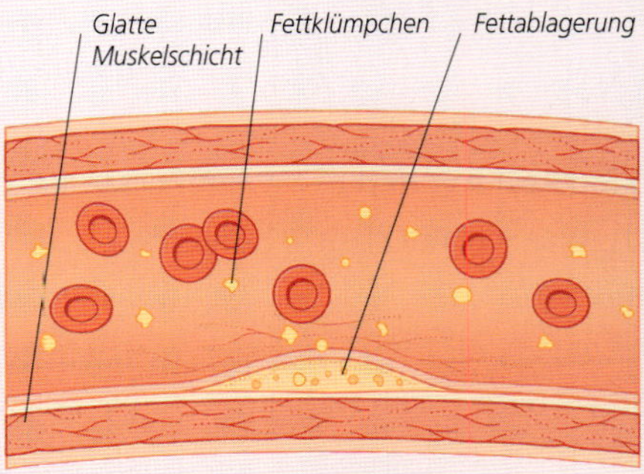

BEGINNENDE ARTERIOSKLEROSE

Schließlich werden die Fettablagerungen größer. Die darunterliegende Schicht glatter Muskelfasern wird dicker (Bild rechts). Die Durchblutung der Arterie ist in diesem Stadium stark eingeschränkt. Wenn die Plaque plötzlich Risse bekommt, bleiben Blutplättchen hängen und führen zu einer Verklumpung, die das Gefäß vollständig verschließen kann.

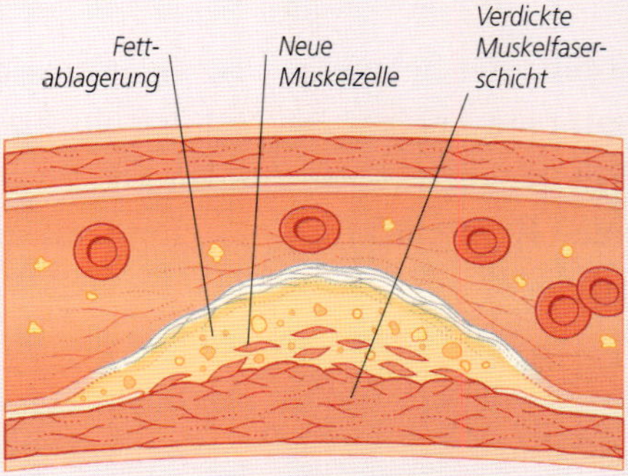

FORTGESCHRITTENE ARTERIOSKLEROSE

STADIEN DER KORONAREN HERZKRANKHEIT

Die koronare Herzkrankheit entwickelt sich in dem Maße, wie die Arteriosklerose die Weite der Herzkranzgefäße verringert. Je mehr Fettablagerungen sich an der Arterienwand bilden, desto stärker wird die Durchblutung behindert und desto spärlicher wird die Versorgung der Herzmuskelzellen mit Sauerstoff und Nährstoffen. Das Herzgewebe hinter einem Gefäßverschluss wird massiv geschädigt.

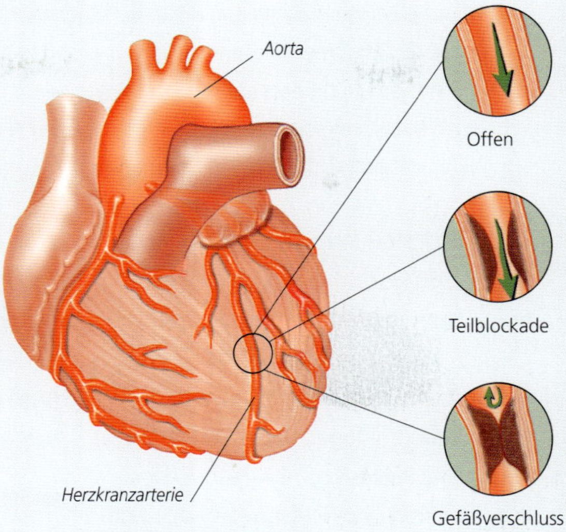

HERZKRANZARTERIEN

HERZMUSKELSCHADEN

Als Folge eines Koronargefäßverschlusses kann es zu einem schweren Herzinfarkt kommen. Bei Blockierung einer Hauptarterie ist der Herzmuskelschaden größer – der Herzinfarkt ist schwerer. Wenn hingegen eine kleine Arterie am Ende einer Verzweigung verstopft ist, wird ein kleinerer Gewebebereich beschädigt, der Infarkt ist entsprechend leichter.

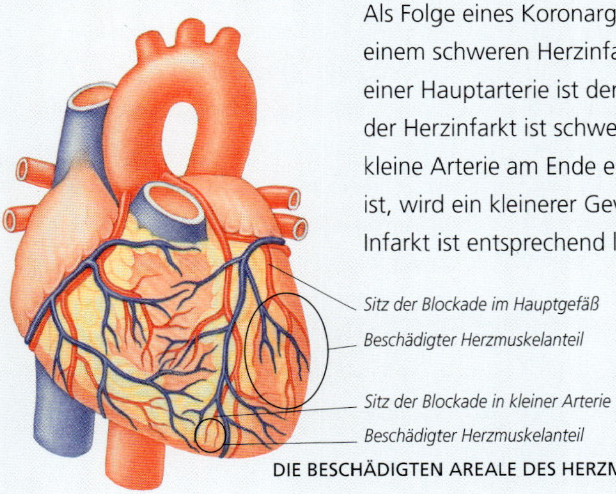

DIE BESCHÄDIGTEN AREALE DES HERZMUSKELS

HERZINFARKT

Manche Personen mit einem Risiko für koronare Herzkrankheit wurden vielleicht von ihrem Arzt vor einem Herzinfarkt gewarnt und haben daher eine Vorstellung, was bei einem Herzinfarkt passieren kann und was sie im Ernstfall tun müssen. Andere – vor allem Menschen, die nie etwas mit dem Herzen hatten – sind völlig uninformiert und verwechseln womöglich die Symptome eines Herzinfarkts mit anderen Krankheiten.

WIE FÜHLT SICH EIN HERZINFARKT AN?

Bei einem Myokardinfarkt können die Brustsymptome fast die gleichen sein wie bei einem Angina-Pectoris-Anfall (siehe S. 55). Allerdings ist der Schmerz bei einem Infarkt heftiger, dauert länger als bei Angina Pectoris, und Atemnot, Übelkeit, Brechreiz und Schweißausbruch sind intensiver. Ein Myokardinfarkt muss nicht immer unter Belastung oder bei Aktivität, sondern er kann durchaus auch aus heiterem Himmel auftreten.

WAS TUN?

Rufen Sie sofort den Arzt (siehe S. 94). Wenn einem Menschen etwas widerfährt, das ein Herzinfarkt sein könnte, muss er unbedingt unverzüglich in ein Krankenhaus gebracht – oder zumindest der Obhut eines ausgebildeten Rettungsassistenten anvertraut werden. In der Klinik wird der diensthabende Arzt die Aufnahme wenigstens zur Beobachtung organisieren. Lautet die Diagnose koronare Herzkrankheit, dann wird der Arzt das Nötige veranlassen, um möglichst viel funktionstüchtiges Herzgewebe zu retten. Je später die ärztliche Hilfe einsetzt, desto weniger Herzgewebe kann gerettet werden.

ANDERE BRUSTSCHMERZ-URSACHEN

Brustschmerz kann auch Ursachen haben, die nicht mit einer schlechten Durchblutung der Koronargefäße zusammenhängen. Ein scharfer Schmerz beim Einatmen beispielsweise kann auf eine Lungenentzündung oder Lungenembolie hinweisen. Möglich wären auch verletzungsbedingte Schmerzen des Bewegungsapparates oder ein Schmerz infolge einer Gürtelrose. Ein brennender Schmerz hinter dem Brustbein kann bei der Refluxkrankheit auftreten, bei der Magensäure in den unteren Abschnitt der Speiseröhre zurückfließt und hier eine Entzündung verursacht (»Sodbrennen«).

(F) Kann ein Blutgerinnsel einen Herzinfarkt auslösen?

Ja. Neben den anderen Ursachen sind Blutgerinnsel wesentlich an der Entstehung eines Herzinfarkts beteiligt, weil sie ein Gefäß verstopfen und dadurch die Durchblutung des Herzmuskels beeinträchtigen können. Zwei Arten von Gerinnseln gibt es: den Embolus, der von einem Gerinnsel irgendwo in der Blutbahn abreißt und durch das Blut schwimmt, und den Thrombus. Ein Thrombus verstopft das Gefäß dort, wo er entstanden ist.

(F) Woher kommt ein Embolus?

Ein Embolus kann aus einem Gerinnsel im linken Vorhof oder in der linken Kammer in den Koronarkreislauf gelangen. Er kann auch von einem Blutgerinnsel stammen, das sich im Rahmen einer Endokarditis (siehe S. 76–77) aus einer infizierten Herzklappe gelöst hat. Endokarditis ist die Entzündung der Innenhaut des Herzens infolge Bakterienbefalls.

(F) Wie entsteht eine Thrombose?

Thrombosen sind eine häufige Form der Blutgerinnselbildung bei Mangeldurchblutung des Herzens. Wenn ein Herzkranzgefäß nach und nach arteriosklerotisch verengt wird (siehe S. 56–57), kann an der engsten Stelle ein Thrombus entstehen und einen Herzinfarkt auslösen. Auch wenn sich ein Verkalkungsherd von der Gefäßwand löst, kann es zur Thrombose kommen und damit zur vollständigen Blockierung eines bis dahin nur minimal verengten Koronargefäßes.

(F) Welche Folgen hat eine vollständige Blockierung?

Wenn ein Ast einer Koronararterie vollständig blockiert ist, kommt es zum Myokardinfarkt, weil die Herzmuskelzellen im Versorgungsgebiet dieser Arterie von der Blutversorgung abgeschnitten sind und ohne Blutzufuhr zugrunde gehen (siehe S. 57).

Arrhythmien

F Was sind Arrhythmien?

Arrhythmien sind Störungen des Herzrhythmus (siehe S. 20–21). Ein gesundes Herz schlägt 60- bis 100-mal pro Minute. Dieser normale Sinusrhythmus verläuft außerdem regelmäßig. Mit anderen Worten: Der Ablauf zwischen den einzelnen Herzschlägen ist konstant. Jeder regelmäßige Sinusrhythmus entsteht im Sinusknoten oder Sinuatrialknoten (SA-Knoten) im rechten Vorhof. Wenn dieser Rhythmus von der Norm abweicht, kommt es zur Arrhythmie. Es gibt drei Hauptformen der Herzrhythmusstörung: die Vorhofarrhythmie, die Kammerarrhythmie und den Atrioventrikularblock (AV-Block).

F Kann mein Herzrhythmus normal sein, obwohl meine Herzfrequenz zu niedrig oder zu hoch ist?

Ja, solange alle Kriterien des Sinusrhythmus (siehe oben) erfüllt sind. Wenn Ihr Herz im Sinusrhythmus langsamer als 60-mal in der Minute schlägt, besteht eine Sinusbradykardie (»brady« bedeutet langsam). Wenn jedoch Ihr Herz unter Sinusbedingungen schneller als 100-mal in der Minute schlägt, spricht man von einer Sinustachykardie (»tachy« heißt schnell). Beide sind normale Rhythmen.

F Bei mir wurde eine Sinusarrhythmie festgestellt. Was ist das?

Es handelt sich um einen normalen Herzrhythmus. Der Begriff bezeichnet geringe Schwankungen der Herzfrequenz bei Sinusrhythmus. Meist tritt diese Unregelmäßigkeit bei Kindern und jungen Erwachsenen und oft an den Atemrhythmus gekoppelt auf. Beim Einatmen schlägt das Herz schneller und beim Ausatmen langsamer. Diese Unregelmäßigkeit der Herzfrequenz hat weder Krankheitswert noch führt sie zu irgendwelchen Herzleiden. Im strengen Sinn ist dies keine Arrhythmie.

F Was ist der Unterschied zwischen Sinusknotensyndrom und Sinusarrhythmie?

Ein Sinusknotensyndrom kann potenziell gefährliche Symptome verursachen. Dabei arbeitet der Sinusknoten unzuverlässig, die Herzfrequenz ist abwechselnd zu langsam und zu schnell. Es können Pausen auftreten, in denen der SA-Knoten sich wenige Sekunden nicht entlädt (oder keine Vorhofreaktion auslöst). Darauf folgt dann oft eine beschleunigte Herzfrequenz von bis zu 200 pro Minute.

F Bei meiner Mutter wurde eine Vorhofarrhythmie diagnostiziert. Was ist das?

Eine Vorhofarrhythmie ist jeder abnorme Herzrhythmus, der im Vorhof beginnt. Die häufigste Vorhofarrhythmie ist die durch vorzeitige Vorhofkontraktionen ausgelöste Herzschlagfolge. Diese Störung kommt bei Herzgesunden und -kranken vor. Normalerweise lösen die Zellen im Sinusknoten Vorhofkontraktionen aus. Danach sind die Herzmuskelzellen ganz kurz nicht erregbar, selbst bei einem weiteren Reiz (Refraktärphase). Das schützt den Herzmuskel vor einer zu schnellen Kontraktionsfolge. Eine vorzeitige Vorhofkontraktion kann jedoch in Vorhofzellen außerhalb des Sinusknotens ausgelöst werden. Verstärken lässt sie sich durch Koffein.

F Bin ich herzkrank, wenn mein Herz flattert?

Vielleicht. Gelegentliches Herzrasen und -flattern weisen oft nur auf gutartige vorzeitige Vorhofkontraktionen hin. Bei länger anhaltendem Herzflattern kann es sich um eine Vorhofarrhythmie handeln, bei der sich die Atrien regelmäßig 250- bis 350-mal pro Minute kontrahieren. Typisch ist eine normale Blockierung im AV-Knoten, sodass immer nur jede zweite Vorhofkontraktion auf die Kammern übertragen wird. Bei diesem sogenannten 2 : 1-Block (AV-Block II. Grades) beträgt die Kammerfrequenz 150 Schläge in der Minute. Vorhofflattern tritt bei mehreren Herzleiden auf, ist aber auch bei normalem Herzbefund möglich.

Mythos »Herzkrankheiten gehören zum Älterwerden.«

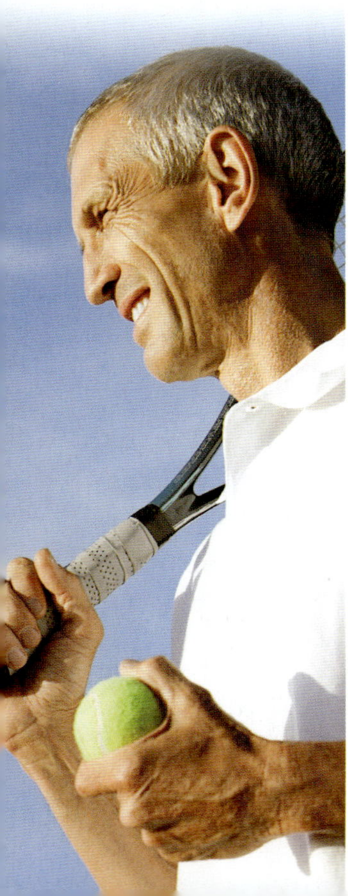

Wahrheit Das muss nicht unbedingt zutreffen, wenn Sie auf sich achtgeben, sich herzgesund ernähren und regelmäßig körperlich aktiv sind. Natürlich werden Herz und Kreislauf durch den normalen Alterungsprozess der Organe und Gewebe unvermeidbar belastet – die Hauptbelastung aber entsteht meist durch schlechte Gewohnheiten wie mangelnde Bewegung, Rauchen und Alkoholkonsum, durch zu viel Ärger und durch Stress. All dies sind Faktoren, die Sie selbst beeinflussen können.

F Was bedeutet es, wenn das Herz nicht regelmäßig schlägt, sondern »zittert«?

Dieses Phänomen nennt man Vorhofflimmern. Das erstaunlich häufige Symptom tritt bei einem Prozent der über 60-Jährigen und bei fünf Prozent der über 69-Jährigen auf. Beim Vorhofflimmern kontrahieren sich die Vorhöfe 400- bis 600-mal in der Minute, allerdings geschieht dies oberflächlich und ungleichmäßig. Der AV-Knoten lässt aber nur etwa 110 bis 150 Impulse zu den Ventrikeln passieren, was unregelmäßige Ventrikelaktionen und somit eine unregelmäßige Herztätigkeit zur Folge hat. Vorhofflimmern kann Benommenheit oder das Gefühl von Herzrasen (Palpitationen) verursachen, aber auch asymptomatisch sein, das heißt überhaupt keine Symptome bewirken.

F Was geschieht, wenn das Herz zunehmend schneller und dann plötzlich wieder normal schlägt?

Wahrscheinlich handelt es sich um eine supraventrikuläre Tachykardie. Darunter versteht man eine Arrhythmie, die von den Vorhöfen ausgeht. Typisch ist eine Herzfrequenz von 150 bis 200 Schlägen, meistens aber 180 bis 200 Schlägen in der Minute. Die Beschleunigung geschieht sehr oft anfallsartig und hört dann spontan auf. Eine Behandlung ist nur nötig, wenn die Tachykardien häufig auftreten oder sehr unangenehm sind.

F Koffein verursacht bei mir anscheinend Herzklopfen. Woran kann das liegen?

Im Allgemeinen ist es Koffein, das vorzeitige Vorhofkontraktionen (siehe S. 61) bewirkt. Es könnte sich jedoch auch um vorzeitige Kammerkontraktionen handeln. Letztere sind recht häufig, vor allem bei Kindern und Jugendlichen. Meist sind die Betroffenen herzgesund, doch können vorzeitige Kammerkontraktionen auch durch ein Herzleiden verursacht sein, deshalb wird Ihr Arzt die Ursachen klären. Außer Koffein können Tabak und Alkohol dieses Phänomen auslösen.

Ⓕ Mein Arzt behauptet, dass ich eine episodische Kammertachykardie hatte. Ist das schlimm?

Ja, das ist es. Eine Kammertachykardie oder ventrikuläre Tachykardie ist eine potenziell lebensgefährliche Arrhythmie. Man spricht von einer anhaltenden ventrikulären Tachykardie, wenn vorzeitige Ventrikelkontraktionen auftreten, die zusammen 30 Sekunden oder länger dauern. Die Herzfrequenz ist meist sehr schnell und kann bis zu 250 Schläge pro Minute betragen. Die Pumpleistung des Herzens ist folglich zu gering. Dies führt zu Benommenheit oder gar Bewusstlosigkeit und Herzstillstand. Abhilfe schaffen ein implantierter Kardioverter-Defibrillator (siehe S. 113) und Medikamente.

Ⓕ Tritt die ventrikuläre Tachykardie bei Herzkrankheiten auf?

Ja. Mehr als die Hälfte der Patienten, die eine ventrikuläre Tachykardie (VT) bekommen, leiden an koronarer Herzkrankheit, die übrigen haben meist andere Herzleiden. Nur wenige sind herzgesund. Die Symptome sind abhängig von Frequenz und Dauer der VT. Bei der typischen sehr hohen Frequenz ist das Herzminutenvolumen ungenügend und es kann zum Herz-Kreislauf-Kollaps kommen. Bei einer nur kurzen, spontan endenden VT fehlen Symptome oder sind wenig ausgeprägt.

Ⓕ Wie kommt es zum plötzlichen Herztod?

Ein plötzlicher Tod ist oft durch Kammerflimmern verursacht. Bei dieser Arrhythmie flimmern die Kammern mit mehr als 300 Oszillationen pro Minute. Bei einer solchen Kammeraktivität erfolgt keine Durchblutung, sodass binnen weniger Minuten der Tod eintritt, sofern nicht sofort gezielt geholfen wird – mittels Gleichstrom-Kardioversion (siehe S. 95). Den Patienten, die ein Kammerflimmern überlebt haben, muss eventuell ein Kardioverter-Defibrillator implantiert werden, damit sich das Ereignis nicht wiederholt (siehe S. 113).

HERZRHYTHMEN

Das normale rhythmische Schlagen des Herzens wird durch einen natürlichen Schrittmacher, den Sinusknoten im rechten Vorhof ausgelöst (siehe S. 20). Ist der Sinusrhythmus gestört, schlägt das Herz unregelmäßig.

Abnorme Herzrhythmen können kurz und harmlos sein. Manchmal müssen sie medizinisch geklärt werden. Bei der Sinustachykardie und dem Vorhofflimmern kann das Elektrokardiogramm oder EKG (siehe S. 82–85) Aufschluss geben.

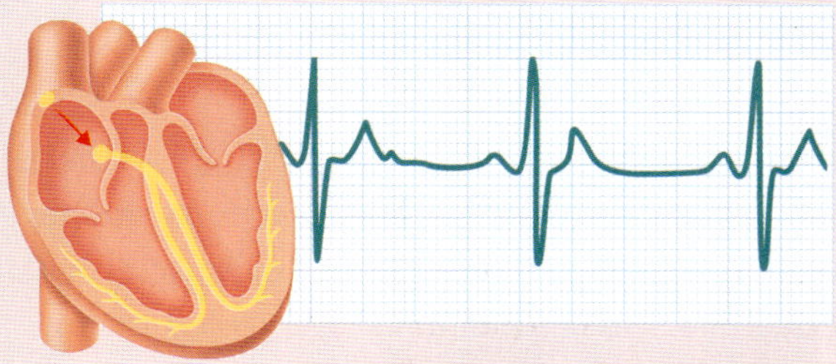

NORMALER HERZRHYTHMUS
Das EKG zeigt einen kleinen Ausschlag, wenn die Vorhöfe sich kontrahieren, eine große Spitze bei der Kammerkontraktion und eine Welle bei der Erregungsrückbildung.

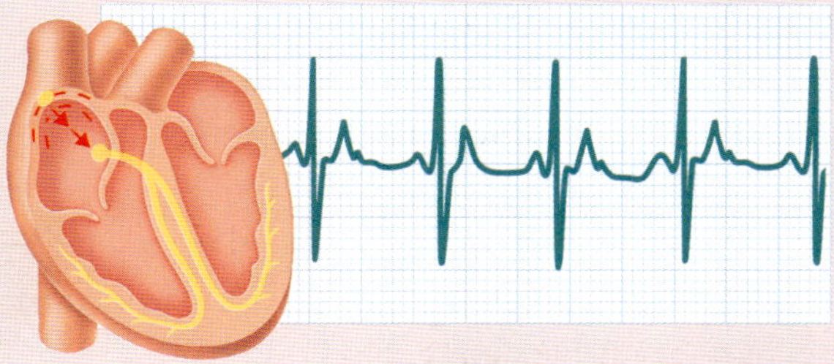

SINUSTACHYKARDIE
Der beschleunigte Rhythmus des Sinusknotens lässt das Herz über 100-mal in der Minute schlagen. Die EKG-Spitzen liegen dichter beieinander.

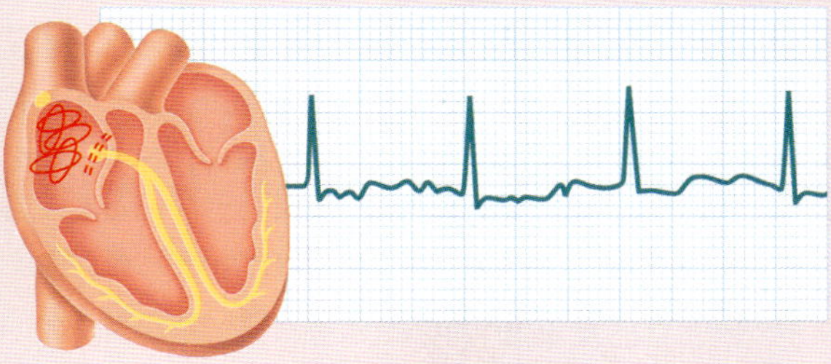

VORHOFFLIMMERN
Vorhofflimmern bewirkt ineffiziente, rasante Kontraktionen der Vorhöfe, die von vielen Stellen des Vorhofs ausgelöst werden. Nur wenige Impulse gelangen zu den Ventrikeln.

Was geschieht, wenn die elektrischen Impulse das Gewebe der Herzkammern nicht erreichen?

Diesen Zustand bezeichnet man als atrioventrikulären Block (AV-Block). Je nach Schweregrad unterscheidet man AV-Block I., II. und III. Grades. Beim AV-Block I. Grades wird die Erregung von den Vorhöfen zu den Kammern verzögert, aber vollständig weitergeleitet. Beim AV-Block II. Grades kommt es zu Leitungsunterbrechungen, nicht jeder Impuls wird weitergeleitet. Beim AV-Block III. Grades besteht eine vollständige Leitungsunterbrechung, Vorhöfe und Kammern arbeiten unabhängig voneinander – ein Ersatzrhythmus stellt sich ein. Man erkennt im EKG eine schnellere Vorhoffrequenz neben einer langsameren Kammerfrequenz.

Liegt dem AV-Block eine Herzkrankheit zugrunde?

Ja. Bei den meisten AV-Blocks II. und III. Grades besteht auch ein Herzleiden, meist eine koronare Herzkrankheit. Auch kommen AV-Blocks recht häufig bei Älteren vor, da das Reizleitungssystem im Alter weniger leistungsfähig wird. Zudem können sie medikamentös oder durch Verletzung im Gefolge von Herzoperationen verursacht sein. Ein kompletter Block ist ein medizinischer Notfall, der einen Schrittmacher erfordern kann (siehe S. 112).

Sollten Arrhythmien generell behandelt werden oder besser nicht?

Die meisten Arrhythmien bedürfen keiner Behandlung und werden am besten in Ruhe gelassen. In manchen Fällen jedoch ist eine Behandlung obligatorisch, etwa beim kompletten AV-Block ein Schrittmacher (siehe S. 112) und beim Vorhofflimmern (siehe S. 113) eine Antikoagulanzientherapie. Das Kammerflimmern (siehe S. 64) und die anhaltende starke ventrikuläre Tachykardie sind eine Indikation für den Kardioverter-Defibrillator (siehe S. 95). Vorzeitige Vorhof- und Kammerkontraktionen benötigen meist keine Behandlung und regeln sich oft spontan.

Herzklappenfehler

F Bei meiner Tochter wurde eine Mitralstenose festgestellt. Was ist das?

Die Öffnung der Mitralklappe (siehe S. 16) ist bei einer Mitralklappenstenose zu eng, sodass zu wenig Blut aus dem linken Vorhof in die linke Kammer fließen kann. Erst wenn die Klappenöffnung weniger als 1,5 cm^2 beträgt, wird der Durchfluss verringert. Dieser verminderte Blutfluss verursacht dann Symptome.

F Wie wirkt sich eine Mitralstenose aus?

Der Blutdruck im Vorhof nimmt zu. Dadurch wird die Blutzufuhr zur Lunge beeinträchtigt und es kommt zu Atemnot. Der linke Vorhof wird größer, weil er das ausgleichen will. Dies kann zu einer Vorhofarrhythmie und zum Vorhofflimmern (siehe S. 63) führen.

F Was ist die Ursache der Mitralstenose?

Ursache ist meist das seltene akute rheumatische Fieber in der Kindheit. Wenn das Herz bei dieser Erkrankung mitbetroffen ist, entwickelt sich eine rheumatische Herzkrankheit. Die Klappensegel der erkrankten Klappe, die Sehnenfäden und die Papillarmuskeln entzünden sich, vernarben und werden dadurch kürzer.

F Kann die Mitralklappe undicht werden?

Ja. Wenn die Klappe nicht richtig schließt, kann durch das Leck Blut in die falsche Richtung fließen (Regurgitation). Das Herz muss Mehrarbeit leisten, es kommt zur Herzinsuffizienz. Atemnot und Ödeme stellen sich ein. Häufige Ursache ist ein Mitralklappenprolaps, seltener eine infektiöse Endokarditis (siehe S. 76–77) oder eine Herzmuskelerkrankung. Eine Mitralklappenregurgitation wird per Echokardiographie (siehe S. 84) nachgewiesen, die Behandlung geschieht operativ.

Ⓕ Was ist eine Aortenstenose?

Eine Aortenstenose ist eine Verengung der Aortenklappe, die oft relativ lange keine Beschwerden verursacht. Dadurch wird der Blutstrom aus dem Herzen in den Körper verringert. Es wird für den linken Ventrikel schwieriger, das Blut durch die enge Klappe zu pumpen, und wegen der größeren Belastung wird der linke Ventrikel erweitert. Im Laufe der Zeit kommt es auf diese Weise zu Angina Pectoris oder Ohnmachtsanfällen (wegen des Blutmangels im Gehirn). In der Folge kann eine sogenannte Stauungsinsuffizienz des Herzens entstehen (siehe S. 73). Eine Aortenstenose muss operiert werden. Unbehandelt kann sie tödlich sein.

Ⓕ Wie entsteht eine Aortenstenose?

Heute ist die häufigste Ursache eine – meist bei alten Menschen auftretende – Degeneration der Kommissuren (das sind die Verbindungen zwischen den Klappensegeln). Diese verkleben zunächst, verschmelzen dann, und schließlich verkalken sie. Eine Aortenstenose kann angeboren sein – etwa sechs Prozent aller angeborenen Herzfehler sind Aortenstenosen. Sie kann aber auch als Folge einer rheumatischen Herzkrankheit auftreten.

Ⓕ Kann eine Aortenklappe undicht sein?

Ja, das kann sie. Ein Teil des Blutes, das in die Aorta gepumpt wird, rinnt dann in die linke Kammer zurück (Regurgitation). Diese muss in der Folge mehr arbeiten, um das zusätzliche Blut zu befördern. Durch die Belastung wird das Ventrikel dicker und später dilatiert (erweitert). Der erhöhte Druck wirkt in den linken Vorhof und in die Lunge zurück, die sich mit Flüssigkeit füllen kann und die Atmung behindert. Unbehandelt zieht das Versagen der linken Kammer schließlich auch das Versagen der rechten Kammer nach sich.

ANOMALIEN DER HERZKLAPPEN

Die Herzklappen (siehe S. 15–17) sorgen dafür, dass das Blut in eine Richtung fließt. Sie stellen sich weit, damit das Blut hindurchfließen kann, und sie schließen sich vollständig, wenn der Herzmuskel sich zusammenzieht. Fällt eine dieser Funktionen aus, leidet die Herzleistung.

HERZKLAPPENSTENOSE

Die flexiblen Segel einer normalen gesunden Herzklappe öffnen sich vollständig, damit das Blut passieren kann. Starre oder schmale Klappensegel öffnen sich nicht ganz, sodass der Blutstrom gehemmt und das Herz belastet wird. Solche Segel sind »stenosiert«.

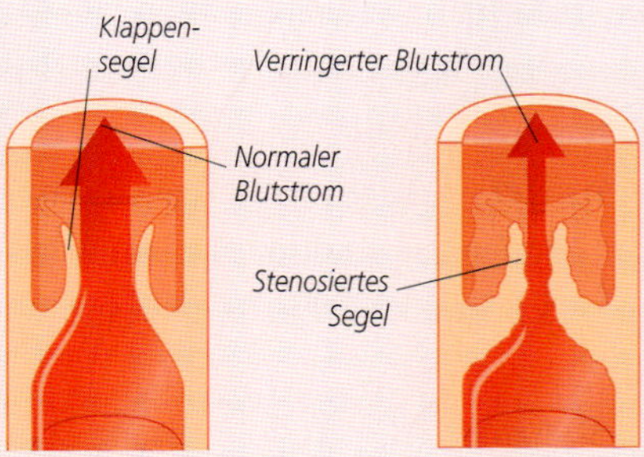

NORMALZUSTAND STENOSE

HERZKLAPPENINSUFFIZIENZ

Die Segel einer normalen gesunden Klappe schließen dicht, sodass kein Blut zurückfließen kann. Klappen, die nicht richtig schließen, bezeichnet man als »insuffizient«. Sie lassen Blut zurücksickern (Regurgitation) und dadurch muss das Herz mehr arbeiten.

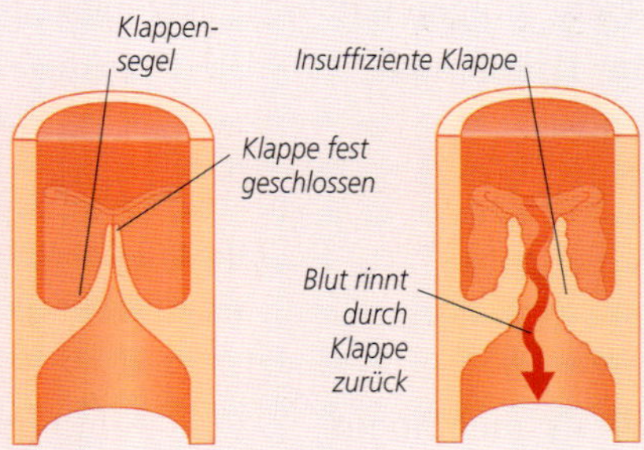

NORMALZUSTAND INSUFFIZIENZ

PULMONALKLAPPE

Die Pulmonalklappe besteht aus drei halbmondförmigen Taschenklappen. Diese Klappen sind nach unten gewölbt und liegen, wenn sie geschlossen sind, dicht aneinander. Dadurch versiegeln sie den Eingang von der rechten Kammer in die Lungenarterie. Bei der Pulmonalklappe kommt es nur selten zu einer Stenose oder einer Insuffizienz.

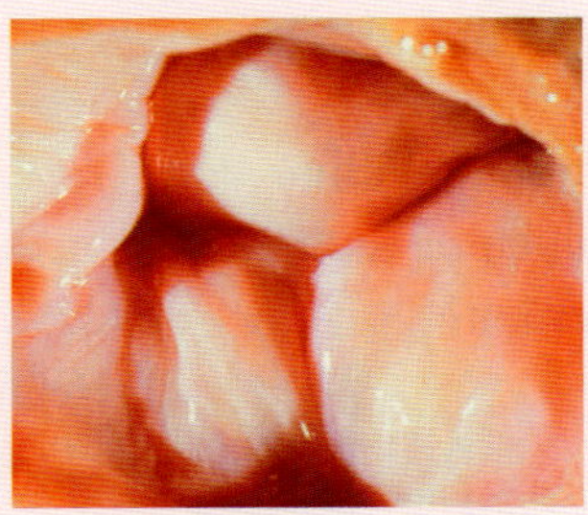

GESCHLOSSENE PULMONALKLAPPE

Ⓕ **Kann eine undichte Aortenklappe fixiert werden?**

Ja. Symptome entstehen, wenn die Aortenklappe deutlich undicht ist und der Ventrikel so geschwächt ist, dass es zur Herzinsuffizienz kommt. Eine undichte Klappe sollte frühzeitig durch körperliche Untersuchung und Ultraschall erkannt werden, da Medikamente das Fortschreiten der Erkrankung verlangsamen können. Wenn Medikamente nicht mehr helfen, ist der Aortenklappenersatz die Behandlung der Wahl (siehe S. 120).

Ⓕ **Gibt es auch Trikuspidalklappenstenosen?**

Ja. In sehr seltenen Fällen ist eine solche Trikuspidalklappenstenose angeboren, meist geht ihr jedoch rheumatisches Fieber voraus. Typischerweise ist auch die Mitralklappe mit betroffen.

Ⓕ **Welche Folgen hat eine Trikuspidalstenose?**

Die Stenose der Trikuspidalklappe führt letztlich zu einer Herzinsuffizienz und so zur Flüssigkeitsansammlung im Körper. Da das zirkulierende Blut nur unvollständig durch die undichte Klappe ins Herz gelangt, sinkt das Herzminutenvolumen und der Patient ist ständig müde. In diesem Fall braucht er eine künstliche Trikuspidalklappe.

Ⓕ **Gibt es auch Stenosen der Pulmonalklappe?**

Eine Pulmonalklappenstenose ist ziemlich selten. Gewöhnlich ist sie angeboren und wird am besten durch Aufdehnung der verengten Pulmonalklappe mittels Ballonkatheter behandelt (siehe S. 98–99).

Ⓕ **Kann die Pulmonalklappe undicht werden?**

Ja. Eine Regurgitation durch die Pulmonalklappe entsteht meist bei hohem Blutdruck im Lungenkreislauf. Durch die Zunahme der Belastung wird die Leistung der rechten Herzkammer gemindert und das führt zu Rechtsherzinsuffizienz mit Müdigkeit, Ödemen, Kurzatmigkeit, Brustschmerzen und Ohnmacht bei Belastung.

Herzinsuffizienz

Ⓕ Was versteht man unter Herzinsuffizienz?

Herzinsuffizienz oder Herzmuskelschwäche ist der Ausdruck für eine unzureichende Förderleistung des Herzens. Das geschieht, wenn der Herzmuskel entweder schwach, geschädigt oder abnorm dick ist und deshalb nicht genügend Blut in die Organe und Muskeln pumpen kann. Bei ungenügender Durchblutung erhält der Körper zu wenig lebenswichtigen Sauerstoff, Glukose und Nährstoffe, und dann werden die Muskeln mit der Zeit schwach und die Organe funktionieren nicht mehr so, wie sie es sollen.

Ⓕ Wie wirkt sich eine Herzinsuffizienz aus?

Um die Schwäche des Herzmuskels auszugleichen und mehr Blut in den Kreislauf zu schicken, wird die Herzfrequenz beschleunigt und der Blutdruck durch Verengung der Blutgefäße erhöht. Das verschlechtert die Funktion des Herzmuskels noch weiter und verschlimmert damit die Herzinsuffizienz. Sogar die Ödeme, die eine Herzinsuffizienz typischerweise begleiten, sind ein Versuch des Körpers, die verringerte Blutzufuhr zu kompensieren.

Ⓕ Wie groß ist die Wahrscheinlichkeit, eine Herzinsuffizienz zu bekommen?

Die Zahl der Menschen mit Herzinsuffizienz steigt kontinuierlich an, weil die Behandlungsmöglichkeiten früher oft tödlicher Erkrankungen des Herzens, etwa Herzinfarkt, so verbessert wurden, dass mehr Patienten überleben – aber oftmals mit mehr oder weniger schweren Herzmuskelschäden. Die Wahrscheinlichkeit einer Herzinsuffizienz wächst mit dem Alter, sie verdoppelt sich alle zehn Lebensjahre. Daher werden Herzinsuffizienzen weiter zunehmen, weil die Menschen heute länger leben.

Ⓕ Ist Herzinsuffizienz gefährlich?

Ja, aber viele Menschen mit Herzinsuffizienz haben keine Symptome und führen bei richtiger Behandlung ein produktives Leben. Allerdings ist wegen der etwas geringeren Lebenserwartung dieser Patienten eine engmaschige ärztliche Überwachung notwendig. Zum Glück gibt es viele Therapien, die das Leben verlängern und die Symptome verringern können.

Ⓕ Haben alle Menschen mit Herzinsuffizienz auch einen geschwächten Herzmuskel?

Nein. Herzinsuffizienz bedeutet nicht immer, dass der Herzmuskel geschwächt ist – die Insuffizienz kann ja sogar durch eine Verdickung des Herzmuskels verursacht sein und trotz kräftiger Pumparbeit auftreten. Wenn erst die normale Struktur des Herzens verändert ist, wird der Herzmuskel angegriffen. Wenn das nicht behandelt wird, dehnt sich der Muskel. So kann es auch bei normaler Funktion der Herzmuskelpumpe mit der Zeit zu einem geschwächten und erweiterten Herzen kommen.

AKUTE HERZINSUFFIZIENZ

Eine akute Herzinsuffizienz im Gegensatz zu einer chronischen Herzinsuffizienz entsteht plötzlich, wenn das Herz aufhört, ordentlich zu pumpen – meist nach einem schweren Herzinfarkt. Als Folge staut sich sauerstoffreiches Blut in den Lungenvenen. Der Druck führt ganz schnell zu einem Lungenödem und verursacht Atemnot. Dieser Zustand (Bild rechts) muss unverzüglich behandelt werden.

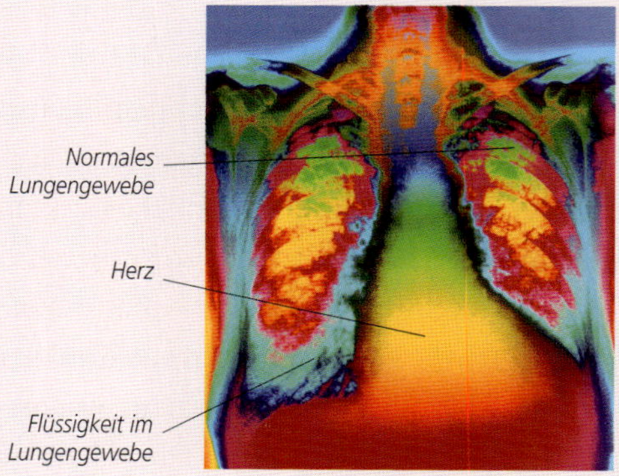

LUNGENÖDEM IM INFRAROTBILD

(F) Wodurch wird eine Herzinsuffizienz verursacht?

Häufigste Ursache ist die koronare Herzkrankheit, oft nach einem oder mehreren Herzinfarkten; Bluthochdruck der zweithäufigste Grund. Praktisch jede Erkrankung der Herzklappen kann zur Herzinsuffizienz führen, sofern sie nicht rechtzeitig behandelt wird. Einige Viren und entzündliche Erkrankungen können eine Herzinsuffizienz im Gefolge haben, desgleichen Alkoholmissbrauch, illegale Drogen, Bleivergiftung. Auch eine Kardiomyopathie gegen Ende einer Schwangerschaft oder kurz nach der Entbindung kann eine Herzinsuffizienz nach sich ziehen. Sogar eine chronische Tachykardie kann Herzinsuffizienz verursachen.

(F) Ist Herzschwäche erblich?

Ja. Zunehmend werden familiäre oder erbliche Ursachen der Herzinsuffizienz erkannt, und wahrscheinlich spielen sie eine größere Rolle als bisher angenommen. Manche Mediziner vermuten sogar, dass bei bis zu 50 Prozent der Herzinsuffizienzen genetische Faktoren beteiligt sind.

(F) An welchen Symptomen erkennt man eine Herzinsuffizienz?

Es gibt viele subjektive und objektive Zeichen, die auf eine Herzinsuffizienz hinweisen können. Der Flüssigkeitsstau führt zu Ödemen in den Füßen, den Beinen und im Bauch. Unter Belastung kommt es zu Atemnot, bei fortgeschrittener Krankheit bereits in Ruhe – das Aufwachen infolge Atemnot ist ein untrügliches Zeichen einer fortgeschrittenen Herzinsuffizienz. Nächtlicher Husten durch einen Flüssigkeitsstau, auch ohne Lungenödem, darf nicht mit vorübergehendem Husten oder Erkältung verwechselt werden, sondern ist Anlass, ärztlichen Rat zu suchen. Symptome wie Müdigkeit, Brustschmerz oder -druck und Gewichtszunahme sind keine Seltenheit, desgleichen Benommenheit und Schwindel.

Ⓕ Wie kann der Arzt feststellen, ob ich an einer Herzinsuffizienz leide?

Es gibt viele diagnostische Verfahren, die der Arzt zur Feststellung einer Herzinsuffizienz nutzen kann. Eine Röntgenaufnahme des Brustkorbs beispielsweise kann ein vergrößertes Herz zeigen, ein Echokardiogramm (siehe S. 84) die Erstdiagnose ergeben und den Krankheitsverlauf dokumentieren. Anhand von Herzaufnahmen nach Gabe radioaktiver Isotope wird beurteilt, wie ausgeprägt die Herzmuskelschwäche ist und ob sie durch koronare Herzkrankheit verursacht wurde. Außer Herz-Lungen-Belastungstests helfen Computertomografie, Magnetresonanztomografie, Herzkatheterisierung und Koronarangiografie, die Diagnose zu sichern.

Ⓕ Mir geht es prima, wieso kann der Arzt behaupten, ich hätte eine Herzinsuffizienz?

Nicht jede Herzinsuffizienz verursacht Symptome. Viele Patienten haben nur wenig Beschwerden und führen ein sehr aktives Leben. Entgegen einer verbreiteten Annahme besteht kein direkter Zusammenhang zwischen Schwere der Muskelschädigung und dem Vorhandensein oder der Schwere der Herzinsuffizienz-Symptome. Wichtig ist jedoch, dass auch eine nicht symptomatische Herzinsuffizienz behandelt wird, um das Fortschreiten der Erkrankung im Griff zu behalten.

Ⓕ Können meine Magenschmerzen und -beschwerden auf einer Herzinsuffizienz beruhen?

Manchmal äußert sich eine Herzinsuffizienz lediglich durch Magenschmerzen, Magenverstimmung oder ein Völlegefühl. Obgleich diese Bauchsymptomatik häufig beobachtet wird, wenn die Krankheit weiter fortgeschritten ist, ist sie bei jungen Erwachsenen und bei Kindern oftmals das erste Anzeichen der Krankheit. Diese Bauchsymptomatik verleitet Ärzte mitunter zu umfassenden Untersuchungen des Magen-Darm-Trakts, die aber gewöhnlich negativ ausfallen.

F Kann sich die Herzinsuffizienz bessern? Kann sich der Herzmuskel regenerieren?

Oft kann man die Symptome der Herzinsuffizienz durch eine medikamentöse Therapie, körperliche Aktivität und richtige Ernährung mildern. Bis zu einem gewissen Grad lässt sich so auch die Myokardfunktion wiederherstellen. Manche Herzschäden lassen sich ebenfalls verringern und sogar normalisieren, etwa ein durch Alkohol geschädigtes Herz – je nachdem, wie lange es dem Gift ausgesetzt war –, wenn auf den Alkoholgenuss verzichtet wird. Auch eine Herzinsuffizienz infolge einer lebensbedrohlichen Virusinfektion kann eventuell ausheilen.

F Wie soll ich mich mit einer Herzinsuffizienz am besten verhalten?

Für eine erfolgreiche Behandlung der Herzinsuffizienz (siehe S. 115–117) sind alle Beteiligten gefordert – ganz besonders Sie. Dazu müssen Sie sich engagieren und Ihre Lebensweise bewusst anpassen. Regelmäßige Nachuntersuchungen durch den Hausarzt und den Herzspezialisten sind nötig – und natürlich Ihre aktive Mitarbeit, denn diese chronische Krankheit ist im Team am besten und erfolgreichsten zu behandeln.

F Was kann ich selbst tun, wenn ich an einer Herzinsuffizienz leide?

Wesentlich ist eine gesunde Lebensweise. Dazu gehört eine kochsalzarme Ernährung (siehe S. 150), um die Ödeme im Körper zu minimieren. Sie sollten sich täglich wiegen, um Anzeichen einer Wasseransammlung im Körper zu bemerken, noch bevor die Symptome zunehmen.

F Ist regelmäßige körperliche Aktivität ebenfalls wichtig?

Ja. Früher glaubte man, bei Herzinsuffizienz sei eine sitzende Lebensweise das Beste – heute wissen wir, dass regelmäßige, angemessene körperliche Aktivität unerlässlich ist. Das bedeutet zum Beispiel, täglich 20 bis 30 Minuten flott spazieren zu gehen, um die Muskeln und das Herz-Kreislauf-System zu kräftigen.

Endokarditis

Ⓕ Kann das Herz an einer Infektion erkranken?

Ja, an einer sogenannten infektiösen Endokarditis. Sie wird durch Bakterien verursacht, die das Endokard (die Innenauskleidung des Herzens) besiedeln, in den meisten Fällen speziell die Herzklappen. Es gibt eine subakute und eine akute Form der Endokarditis.

Ⓕ Wie gelangen die Bakterien in das Herz?

An der Oberfläche einer kranken oder künstlichen Herzklappe (oder einer anderen Stelle) heften sich Fibrin und Blutplättchen an. Dieses Gemisch zieht Bakterien, die manchmal in Blut schwimmen (Bakteriämie), magisch an. Eine Bakteriämie tritt häufig durch Zahnbehandlungen auf, aber auch durch rabiates Zähneputzen oder bei starkem Zähneknirschen, weil dabei kleine Blutgefäße reißen und zur Eintrittspforte für Keime werden. Sie ist aber auch möglich im Verlauf einer Endoskopie.

Ⓕ Welche Symptome treten bei subakuter Endokarditis auf?

Die klassische Form entwickelt sich über Wochen bis Monate und infiziert meist die Mitralklappe und die Aortenklappe im linken Herzen. Es besteht ein dumpfes, allgemeines Krankheitsgefühl, fast immer kombiniert mit leichtem Fieber. Der Patient ist erschöpft, appetitlos und nimmt ab. Die Milz vergrößert sich, es kommt zu Anämie, Herzgeräuschen und oft zu kleinen Blutungen in die Haut (Petechien) und ins Nagelbett.

Ⓕ Warum befällt die Infektion das Herz?

Weil »Schwachstellen« am anfälligsten sind. Die Erreger siedeln sich meist an einer vorgeschädigten Klappe (angeborene oder degenerative Klappenschäden), aber auch an künstlichen Klappen an.

Ⓕ Wie unterscheidet sich die akute von der subakuten Endokarditis?

Die akute Endokarditis entsteht meist durch eine Blutvergiftung als Folge intravenöser Arzneigaben. Sie entwickelt sich innerhalb weniger Tage und befällt in der Regel die Trikuspidalklappe. Oft existieren gleichzeitig infizierte Blutgerinnsel in der Lunge, was die Endokarditis kompliziert. Typischer Erreger der akuten Endokarditis ist das Bakterium Staphylococcus aureus. Ist die Erkrankung durch diese Bakterienart verursacht, dann wird das Gewebe stärker gesschädigt und der Verlauf ist häufiger tödlich als bei Beteiligung anderer Bakterien.

Ⓕ Beschädigt die akute Endokarditis künstliche Herzklappen?

Bis zu 20 Prozent aller Endokarditiden betreffen künstliche Herzklappen. Am höchsten ist das Risiko im ersten Jahr nach der Operation, es bleibt aber auch danach erhöht. Während des chirurgischen Eingriffs werden Bakterien nur selten eingeschleppt. Eine denkbare Ursache sind infizierte Venenkatheter und Hämodialysekatheter.

Ⓕ Wie weist der Arzt eine Endokarditis nach?

Im Verlauf von 24 Stunden werden drei separate Kulturen von Blutproben angelegt. Bei einer Endokarditis sind die Kulturen zu über 95 Prozent positiv. Die Klappenanomalie und der Bakterienbefall sind oft mithilfe eines transösophagealen Echokardiogramms erkennbar.

Ⓕ Ist die Endokarditis tödlich und kann man sie verhindern?

Bevor es Antibiotika gab, verlief diese schwere Erkrankung zwangsläufig tödlich. Heute liegt die Sterberate bei 20 Prozent und hängt ab vom Alter des Patienten, der Infektionsdauer, dem Erregertyp und davon, ob es sich um eine künstliche oder natürliche Klappe handelt. Die Prävention der Endokarditis ist einfach und wirksam, vor allem bei zahnärztlichen Eingriffen, vor denen die Patienten prophylaktisch ein Antibiotikum nehmen müssen.

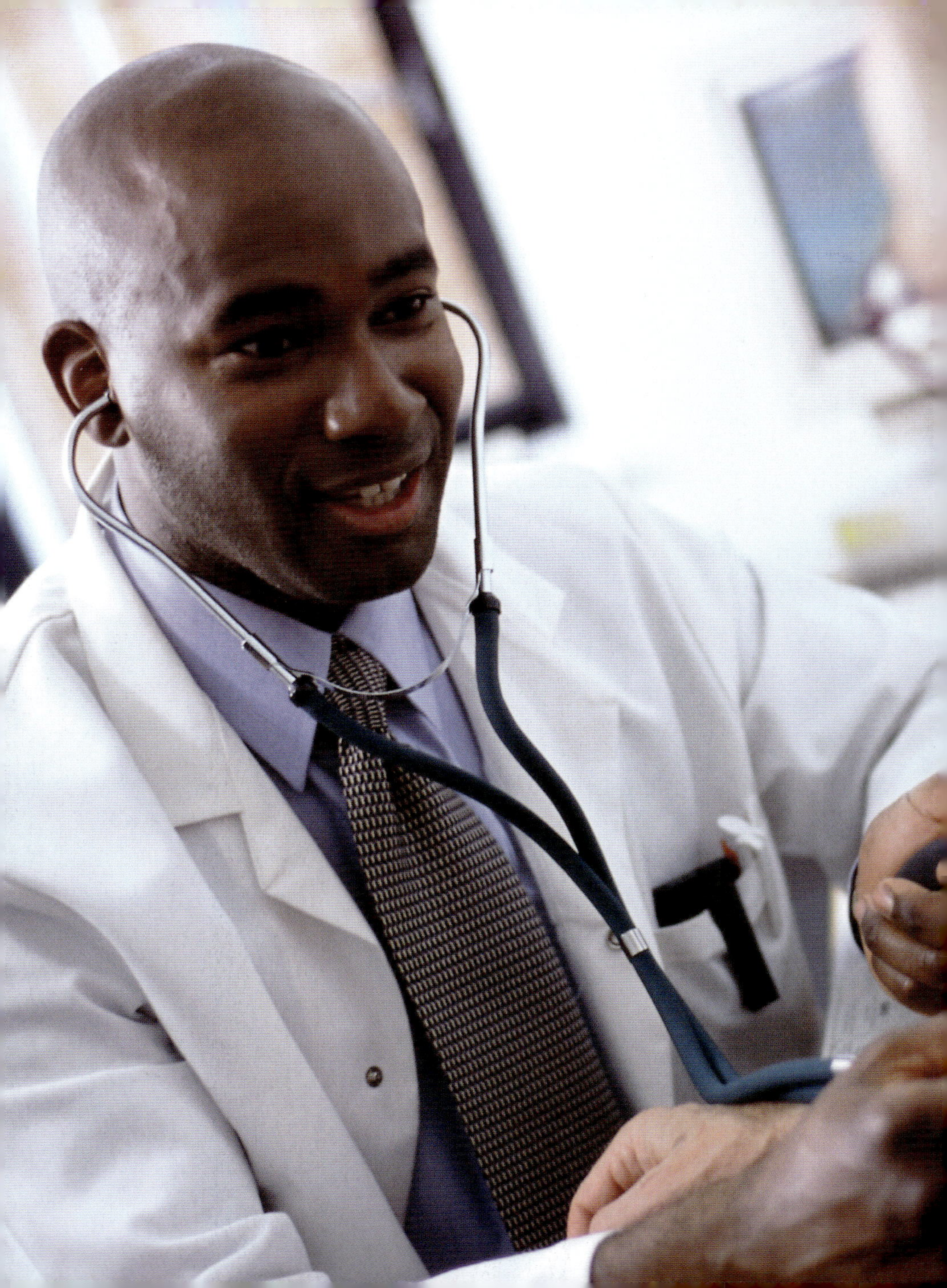

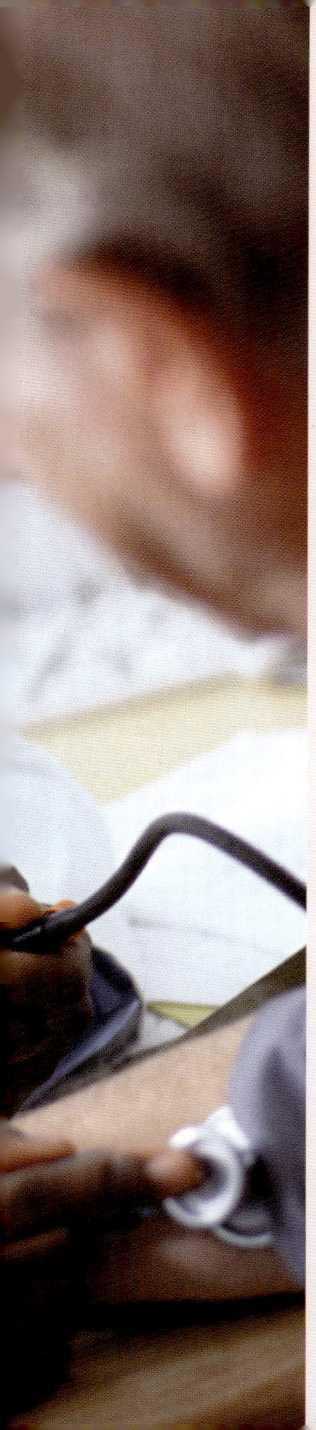

Die richtige Diagnose

Medizinische Fortschritte haben auch die Diagnose von Herzkrankheiten deutlich erleichtert. Falls Sie befürchten, herzkrank zu sein oder zu werden, sprechen Sie mit Ihrem Arzt darüber. Er wird Ihren Blutdruck messen, das Blut auf bestimmte Marker untersuchen und gegebenenfalls ein EKG, eine Echokardiografie oder eine Angiografie veranlassen.

Die Blutdruckmessung

F Wie wird der Blutdruck gemessen?

Der Arzt (oder seine Helferin) legt eine Manschette um Ihren Oberarm und pumpt sie manuell auf, bis der Blutstrom im Arm unterbrochen wird. Dann lässt er die Luft langsam entweichen. Über den Kopf des Stethoskops, den er über eine Arterie in der Ellenbeuge angelegt hat, hört er, wenn das Blut wieder zu fließen beginnt. Die Manschette ist an ein Manometer angeschlossen, von dem er die zwei Blutdruckwerte abliest (siehe S. 22).

F Was kann der Arzt oder die Helferin mit dem Stethoskop feststellen und was bedeutet es?

Arzt oder Helferin horchen, wann beim Ablassen das erste Geräusch des Blutflusses wahrnehmbar ist, und notieren die Ablesung vom Manometer. Dieser Wert entspricht dem systolischen Blutdruck (siehe S. 22), also dem Druck, der entsteht, wenn die linke Kammer sich kontrahiert. Bei welchem Wert der Ton wieder verschwindet, bezeichnet den diastolischen Druck.

F Gibt es auch modernere Messgeräte?

Ja. Das Ritual mit manuellem Aufpumpen und Stethoskop wird vielfach durch moderne elektronische Geräte ersetzt, die den Blutdruck digital messen.

F Ab welchem Wert spricht man von erhöhtem Blutdruck?

Der Blutdruck wird mit zwei Zahlen angegeben: die erste Zahl entspricht dem systolischen, die zweite Zahl dem diastolischen Blutdruck (siehe S. 22). Ein Messwert von 120/80 mmHg gilt als ideal. Systolische Werte von 120–139 mmHg und diastolische von 80–89 mmHg werden als Vorstufe zur Hypertonie angesehen und sollten beobachtet werden. Ab einem Blutdruck von 140/90 mmHg spricht man von Bluthochdruck.

F Wie kann der Arzt eine Bluthochdruck-Diagnose sichern?

Bevor die Diagnose Bluthochdruck gestellt werden kann, muss der Mittelwert mehrerer Blutdruckmessungen errechnet werden. Ein einziger erhöhter Messwert bedeutet noch keine Hypertonie. Der Blutdruck, den der Arzt in der Praxis misst, kann 10/5 mmHg höher als bei der Messung zu Hause sein – oftmals ist dies bedingt durch die Wirkung des weißen Kittels.

F Sollte ich ein Blutdruckmessgerät zu Hause haben?

Ja, Sie können ein halbautomatisches Gerät für den häuslichen Gebrauch kaufen. Zuvor sollten Sie Ihren Arzt fragen, welches Gerät besonders genau und verlässlich misst, und üben, wie Ihr Gerät gehandhabt wird. Mit dem Blutdruckmessgerät zu Hause können Sie mehrfach Messungen durchführen und notieren, um Ihren Arzt bei der Diagnose zu unterstützen.

F Gibt es auch Geräte zur kontinuierlichen Blutdruckmessung?

Manchmal ist es angebracht, den Blutdruck während eines Tages ambulant zu messen (24-Stunden-Messung). Dabei werden stündlich mehrere Messwerte aufgezeichnet. Das geschieht automatisch und ist nicht sehr lästig.

F Wann soll ich meinen Blutdruck messen?

Der Blutdruck zeigt Tagesschwankungen. Am besten messen Sie mehrmals täglich. Durch Medikamente und Stress kann der Blutdruck verändert werden. Setzen Sie sich hin und entspannen Sie sich, bevor Sie messen.

F Wie oft soll ich meinen Blutdruck messen lassen?

Normalerweise einmal jährlich im Rahmen eines Gesundheitschecks. Leiden Sie an Bluthochdruck, ist zunächst monatlich eine Messung durch den Arzt sinnvoll – etwa um den Verlauf der Behandlung zu beobachten. Sobald der Blutdruck sich stabilisiert hat, reicht eine Messung alle drei bis sechs Monate.

Untersuchungsgeräte

(F) Wie kann der Arzt feststellen, ob mein Herz gesund oder krank ist?

Im Allgemeinen werden zwei elektronische Standardgeräte benutzt, um zu untersuchen, ob Ihr Herz gesund ist oder ob eine Anomalie besteht. Das eine ist der Elektrokardiograf, das andere der Echokardiograf (siehe S. 84).

(F) Was ist ein Elektrokardiogramm?

Das Elektrokardiogramm (EKG) ist die Aufzeichnung der elektrischen Aktivität des Herzens und der Herzmuskelzellen. Es gibt zahlreiche Informationen über den Zustand Ihres Herzens und ermöglicht die Diagnose einer Reihe von Herzleiden. Bei einem EKG wird mithilfe von Ableitungen von der Körperoberfläche eine kontinuierliche Kurve der elektrischen Aktivität der Herzzellen aufgezeichnet. Entscheidend für die Aufzeichnung der Herzaktionen war die Erfindung eines speziellen Galvanometers durch den niederländischen Physiologen Willem Einthoven (1860–1927).

(F) Bei mir soll demnächst ein EKG gemacht werden, wie geht das vor sich?

Die Untersuchung wird ambulant, meist in einer internistischen oder kardiologischen Praxis, gemacht und dauert bei einem Ruhe-EKG etwa zehn Minuten. Sie legen sich hin und eine medizinisch-technische Assistentin legt an bestimmten Stellen (Brust, Unterarme, Unterschenkel) angefeuchtete Pads auf Ihre bloße Haut, von denen Kabel zum Messgerät führen. Das normale EKG wird am ruhenden Patienten abgeleitet.

(F) Kann man mit dem EKG eine Angina Pectoris feststellen?

Hierfür ist ein Belastungs-EKG erforderlich. Ein solches EKG wird aufgezeichnet, während Sie zum Beispiel auf dem Fahrradergometer strampeln.

Ⓕ Was wird eigentlich mit einem EKG gemessen?

Das EKG bildet den zeitlichen Verlauf der elektrischen Aktivität des Herzens ab. Es misst exakt die Zeit der Erregungsausbreitung in den Atrien und zwischen den Ventrikeln. Es zeichnet den Herzrhythmus zuverlässig auf und bildet den Zustand der Herzzellen ab.

Ⓕ Was zeigt das EKG an?

Das ist recht kompliziert. Die elektrische Aktivität beginnt im Sinusknoten (siehe S. 20–21) und breitet sich über beide Vorhöfe aus. Im EKG entspricht das der P-Welle, einer kleinen Welle am Anfang. Der Impuls wandert zum AV-Knoten, wo die Weiterleitung ganz kurz verzögert ist, bevor er beide Kammern erfasst. Das ist der QRS-Komplex im EKG, erkennbar an zwei großen und einem kleinen Ausschlag. Darauf folgt die T-Welle, sie entspricht der Erregungsrückbildung in den Kammern (Erschlaffung) und ist als Welle zu sehen, die etwas höher als die P-Welle ist. Kurz darauf beginnt ein neuer Erregungsablauf.

DIE ABLEITUNG EINES ELEKTROKARDIOGRAMMS

Für die sichere und schmerzlose Aufzeichnung eines Elektrokardiogramms (EKG) befestigt eine MTA Elektroden auf der Brust des Patienten, um die elektrische Aktivität des Herzens zu messen. Die EKG-Kurve wird auf einem Papierstreifen ausgedruckt.

Die EKG-Kurve zeigt die elektrische Aktivität eines bestimmten Herzareals. Gipfel und Täler entsprechen den Momenten, in denen die Vorhöfe und die Kammern sich kontrahieren bzw. erschlaffen.

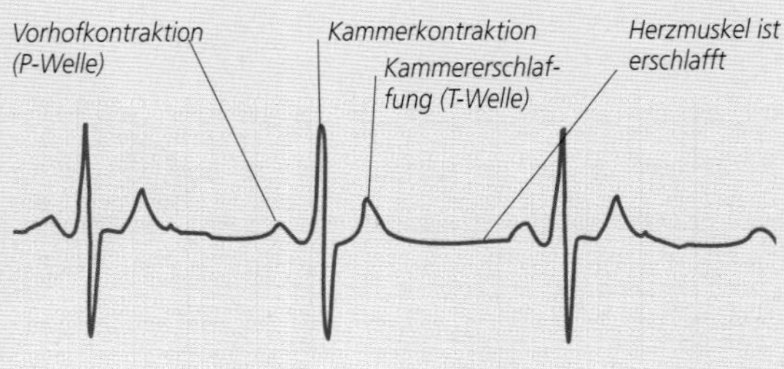

F Ist das EKG während oder nach einem Herzinfarkt immer anomal?

Nein. Oft zeigt das Elektrokardiogramm charakteristische Anomalien, die auf einen akuten (oder alten) Herzinfarkt hinweisen, aber manchmal sieht das EKG während oder nach einem Infarkt völlig normal aus.

F Welche anderen Erkrankungen kann man anhand eines EKGs diagnostizieren?

Das EKG ist nützlich, um Arrhythmien (siehe S. 60–66) zu erkennen, da es zuverlässig misst, wie die Reizleitung in oder zwischen den Kammern beschleunigt oder verzögert wird. Wenn eine Kammer vergrößert oder belastet ist oder wenn das Herz bestimmte Medikamente nicht verträgt, kann das EKG typische Muster zeigen.

F Was versteht man unter einem Echokardiogramm?

Das Echokardiogramm ist eine Ultraschallaufnahme oder Sonografie des Herzens. Die Ultraschallwellen treffen z. B. auf die linke Kammer und werden als Echo zurückgeworfen, das dann zu einem Bild zusammengefügt wird.

DIE AUFNAHME EINES ECHOKARDIOGRAMMS

ECHOKARDIOGRAMM DES HERZENS UND DER BLUTSTRÖMUNG

Echokardiogramme bilden das Innere der Herzkammern sowie die Herzklappen mithilfe von Ultraschallwellen ab. Die Größe und die Funktion des Herzens lassen sich mittels Echokardiografie des schlagenden Herzens messen. Das Echo gibt die Richtung der Blutströmung durch Farbkodierung an; Turbulenzen können z. B. auf eine Klappenerkrankung hinweisen.

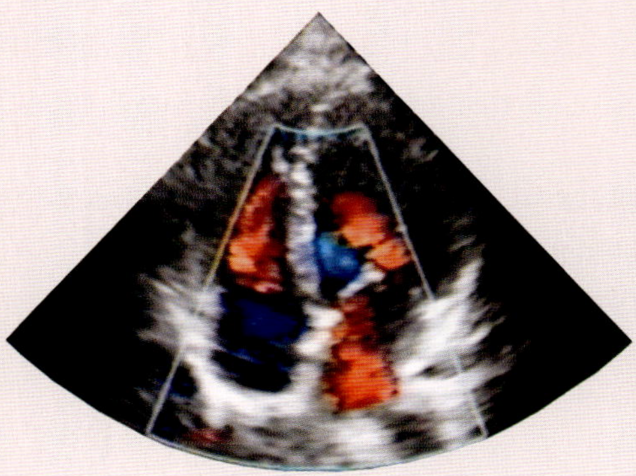

Ⓕ **Bei mir soll ein Echokardiogramm gemacht werden. Wie geht das vor sich?**

Die Aufnahme wird ambulant in einer spezialisierten Praxis oder in einer Klinik gemacht. Sie liegen in einem abgedunkelten Raum, damit das Bild besser zu sehen ist, und die MTA verteilt ein Gel auf Ihrer Brust, um die Übertragung des Ultraschalls durch die Haut zu optimieren. Die Aufnahme selbst dauert etwa 30 Minuten.

Ⓕ **Für welche Aufnahmen muss der Patient einen Tubus schlucken?**

Das ist nötig für ein transösophageales Echokardiogramm, das – wegen der Nähe zum Herzen – von der Speiseröhre aus Klappen und eventuelle Blutgerinnsel genauer abbildet. Der Tubus für diese Schluckechountersuchung ist dünn, aber doch unangnehm, deswegen bekommen Sie ein Beruhigungsmittel und eine örtliche Betäubung.

Ⓕ **Was sieht man im Echokardiogramm?**

Das Echokardiogramm ist eine genaue anatomische Aufnahme des Herzens und bildet die Funktion der einzelnen Teile in Echtzeit ab. Es eignet sich besonders für die Diagnose von Klappenerkrankungen.

Ⓕ **Ist das Echokardiogramm sinnvoll bei koronarer Herzkrankheit?**

Ja. Das Echokardiogramm zeigt, wie sich die Muskeln der Kammerwände kontrahieren; danach lässt sich die Schädigung und verbliebene Leistung des Herzmuskels beurteilen. In Verbindung mit einem Belastungstest kann auch eine koronare Herzkrankheit nachgewiesen werden.

Ⓕ **Bietet das Echokardiogramm weitere diagnostische Möglichkeiten?**

Bei angeborenen Herzkrankheiten kann ein Echokardiogramm sogar am Ungeborenen eine genaue Diagnose ermöglichen. Auch die Auswirkungen anderer Herzleiden, beispielsweise eines Bluthochdrucks, lassen sich feststellen. Ein Echokardiogramm kann den Grad einer Kammerwandverdickung sichtbar machen, die bei chronisch hohem Blutdruck entsteht.

Mythos »Ab 55 haben Frauen einen höheren Blutdruck als Männer.«

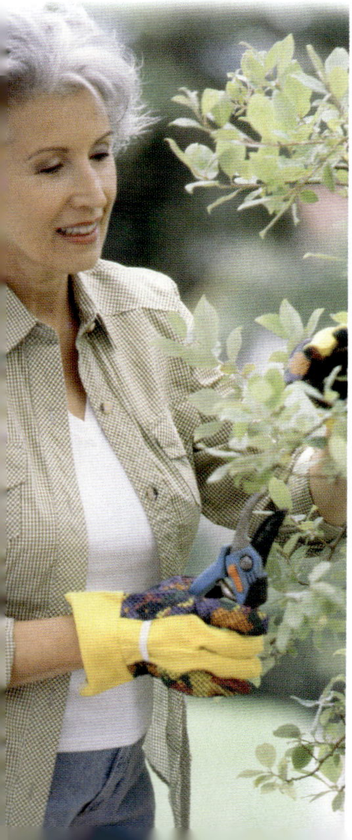

Wahrheit Der Blutdruck nimmt mit dem Alter zu. Männer zwischen 30 und 40 Jahren haben ein höheres Risiko, Bluthochdruck zu bekommen als Frauen dieses Alters. Zwischen 45 und 55 Jahren ist das Risiko bei beiden Geschlechtern etwa gleich. Ab dem 55. Lebensjahr ist die Wahrscheinlichkeit, Bluthochdruck zu bekommen, bei den Frauen größer.

Das Koronarangiogramm

F Was ist ein Koronarangiogramm?

Die Koronarangiografie ist eine spezielle Röntgenuntersuchung, um die Anatomie der Herzkranzgefäße sichtbar zu machen (siehe S. 88). Am aussagefähigsten ist das Koronarangiogramm bei einer Verengung der Herzkranzgefäße, die durch eine fortschreitende Arteriosklerose verursacht ist (siehe S. 56–57). Das Koronarangiogramm gilt als absoluter Standard. Alle anderen Verfahren werden daran gemessen.

F Bei mir soll demnächst ein Koronarangiogramm gemacht werden. Wie geht das?

Die Untersuchung findet durch Spezialisten im Krankenhaus statt, aber Sie müssen dort nicht über Nacht bleiben. Vier Stunden vor dem Eingriff dürfen Sie weder essen noch trinken, da der Farbstoff, der in den Katheter injiziert wird, Übelkeit verursachen kann. Wahrscheinlich gibt man Ihnen ein Beruhigungsmittel. Die Stelle, an der der Katheter in die Blutbahn geschoben wird (siehe S. 88) – meist ist das die Leistenbeuge –, wird örtlich betäubt. Sie spüren allenfalls einen leichten Druck, während der Katheter durch die Aorta zu den Koronararterien vorgeschoben wird. Ein anflutender Brustschmerz ist möglich, wenn der Farbstoff injiziert wird. Die Untersuchung dauert etwa 20 bis 30 Minuten.

F Wird der Kardiologe sich auch mein Herz anschauen?

Ja, eventuell. Nachdem die Koronargefäße beurteilt wurden, kann der Katheter in den linken Ventrikel geschoben und Farbstoff nachgespritzt werden. Danach wird der Kardiologe die Leistung der linken Kammer und der Klappen prüfen. Bei einer solchen Aufnahme der Herzfunktion spüren Sie vielleicht eine leichte Hitzewelle.

BEURTEILUNG DER KORONARARTERIEN

Mithilfe der Angiografie, einer Röntgenuntersuchung mit Kontrastmittel, lässt sich der Zustand der Koronararterien genauer beurteilen. Bei der Untersuchung entstehen sogenannte Angiogramme, an denen man erkennt, ob die Arterien verengt oder sogar verstopft sind.

Zuerst wird ein dünner, flexibler Schlauch, der Katheter, meist in eine Beinarterie eingeführt (unten) und über die Aorta vorgeschoben, sodass die Spitze in eine Herzkranzarterie mündet. Der in den Katheter eingespritzte Farbstoff verteilt sich in der Herzkranzarterie und ihren Ästen. Es werden Röntgenaufnahmen gemacht. An der anderen Herzkranzarterie und ihren Ästen wird dann die Prozedur wiederholt.

EINFÜHREN DES KATHETERS

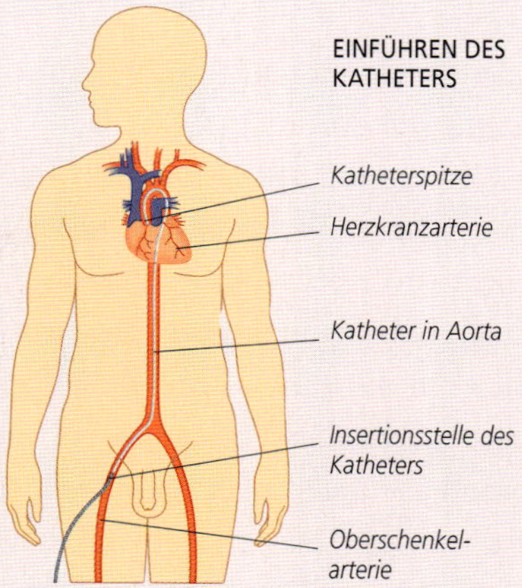

EINFÜHREN DES KATHETERS IN DIE KORONARARTERIE

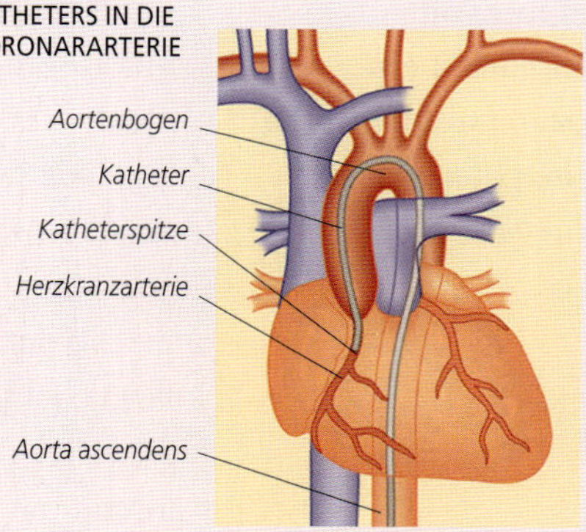

Koronarangiogramm

Das Koronarangiogramm (rechts) macht normale gesunde Gefäße sichtbar und auch solche, die verengt oder verstopft sind. Anhand der Aufnahmen kann der Herzspezialist beurteilen, ob die Anomalien so gefährlich sind, dass ein Eingriff – wie eine Angioplastie, ein Stent oder eine Bypass-Operation – nötig ist.

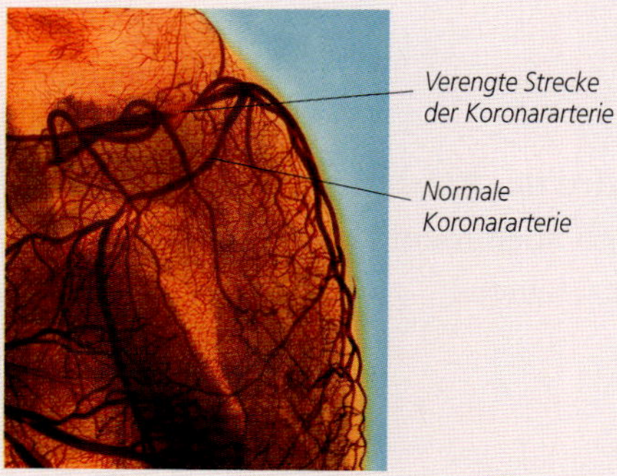

Ⓕ Was ist der häufigste Anlass für eine Koronarangiografie?

Hauptgrund ist der Verdacht auf eine koronare Herzkrankheit. Vielleicht haben Sie schwere Angina-Pectoris-Symptome. Möglicherweise ergab auch die Belastungsprüfung eine schwere Dysfunktion – sei es, dass Ihr Blutdruck absackte oder große Bezirke des Herzmuskels mangeldurchblutet sind: Die Angiografie gibt Hinweise darauf, welche Therapie für Sie sinnvoll und notwendig ist (Medikamente, Angioplastie, Stent, Bypass).

Ⓕ Ist die Angiografie auch bei unklaren Beschwerden gut?

Ja. Bei unklaren Brustschmerzen kann die Angiografie nützlich sein. Sie kann außerdem zur diagnostischen Abklärung von Klappenerkrankungen beitragen.

Ⓕ Gibt es weitere Indikationen für eine Angiografie?

Ja. Mit der Angiografie kann geprüft werden, ob ein Patient, bei dem eine anderweitige Herzoperation geplant ist – beispielsweise wenn ein 67-Jähriger an einer Herzklappe operiert werden soll –, an einer unerkannten koronaren Herzkrankheit leidet. Die Angiografie kann auch Teil der jährlichen Kontrolluntersuchung bei Herztransplantierten sein, die durch die koronare Herzkrankheit gefährdet sind.

Ⓕ Gibt es noch andere Verfahren zur Untersuchung der Koronararterien?

Ja, es gibt mehrere. Als Erstes ist die intravaskuläre Sonografie zu nennen, ein invasives Verfahren, mit dem man Querschnittsbilder der Arterien erhält und das kleine Blockierungen besser abbildet als ein Angiogramm. Zweitens die unblutige Spiral-CT-Angiografie der Koronarien, die mehr als 90 Prozent der Läsionen sichtbar machen kann, die eine Standardangiografie ergibt. Drittens die magnetresonanztomografische Koronarangiografie; sie ermöglicht eine Beurteilung der Kranzgefäße, der Herzfunktion und der Klappenleistung.

Blutuntersuchungen

Ⓕ Können Bluttests verlässlich voraussagen, ob jemand an einem Herz- oder Gefäßleiden erkranken wird?

Ja. Obwohl Herz-Kreislauf-Erkrankungen viele Ursachen haben können, gibt es einige Bluttests, die eine Aussage über das Risiko eines Menschen erlauben, eines Tages zu erkranken. Dabei spielen genetische Faktoren und die Familienanamnese eine Rolle. Auch andere Risikofaktoren wie Rauchen, starkes Übergewicht, Bluthochdruck und Zuckerkrankheit sind zu bedenken.

Ⓕ Welche Blutuntersuchungen können vor einem Herzinfarkt warnen?

Der Hauptindikator ist ein erhöhter Cholesterinspiegel im Blut. Ein Gesamtcholesterinwert über 200 mg/dl ist ein unabhängiger Risikofaktor. Auch die Cholesterin-Komponenten LDL und HDL gelten als unabhängige Risikofaktoren (siehe S. 38–39). Man muss sich aber klarmachen, dass mehr als die Hälfte der Personen mit Herzbeschwerden normale Blutfettwerte hat.

Ⓕ Welche Kriterien weisen auf einen Herzinfarkt hin?

Zwei von drei der folgenden Kriterien müssen zutreffen, um die Diagnose Herz- oder Myokardinfarkt zu stellen. Das erste sind Brustschmerzen in der Anamnese. Das zweite sind EKG-Veränderungen, die auf einen mutmaßlichen akuten Infarkt hinweisen. Das dritte Kriterium ist der Nachweis eines Anstiegs bestimmter Enzyme (kardiale Marker) im Blut, die das beschädigte Herzgewebe freisetzt. Dies ist der entscheidende Indikator eines Herzinfarkts. Etwa 15 Prozent der Infarktpatienten haben einen »stummen Infarkt« erlitten, sie klagen nicht über Brustschmerzen. Bei etwa 25 Prozent zeigt das EKG keine Veränderungen. Doch wird eine beschädigte Herzmuskelzelle *immer* kardiale Marker freisetzen.

F Welche Enzyme gelten als kardiale Marker?

Früher fahndete man im Blut nach zwei Enzymen – Laktatdehydrogenase (LDH) und Kreatinkinase (CK). Diese Enzyme waren aber nicht ganz spezifisch für Herzgewebe und traten auch nicht immer bei Myokardschäden auf. Statt LDH misst man heute die Troponine.

F Wann wird das Enzym Kreatinkinase freigesetzt?

Kreatinkinase (CK) findet sich bei Patienten mit Myokardschaden innerhalb von vier bis acht Stunden nach einem Infarkt. Der Wert bleibt für zwei bis drei Tage erhöht. Die Kreatinkinase-Bestimmung im Blut war der Standardtest für Infarkte. Empfindlicher reagieren die Troponine.

F Wie verhält sich der Troponinwert verglichen mit der Kreatinkinase?

Der Troponinspiegel im Blut steigt innerhalb von drei Stunden nach Schädigung des Myokards an und bleibt fast zwei Wochen lang erhöht. Die Troponine sind empfindlicher als Kreatinkinase, ihre Konzentration im Blut nimmt früher zu und bleibt länger bestehen. Im heutigen klinischen Alltag werden beide Enzyme gemessen.

F Ist das C-reaktive Protein ein Indikator von Herz-Kreislauf-Krankheiten?

Ja. Als Teil einer Immunreaktion nach einer Infektion oder Entzündung bildet die Leber das C-reaktive Protein CRP. Seine Anwesenheit im Blut weist also auf eine Entzündung hin. Zwar ist es nicht spezifisch für eine Herzkrankheit, doch können erhöhte Werte auf ein Risiko für KHK, plötzlichen Herztod und Erkrankungen der peripheren Arterien hinweisen. Ein positiver CRP-Wert kann die Diagnose einer koronaren Herzkrankheit sichern helfen.

F Ist die Prüfung der Homocystein-Werte sinnvoll?

Ja. Stark erhöhte Blutspiegel der Aminosäure Homocystein treten bei vielen Herz-Kreislauf-Erkrankungen auf. Hohe Homocystein-Werte können auch auf ein erhöhtes Schlaganfall-Risiko hinweisen.

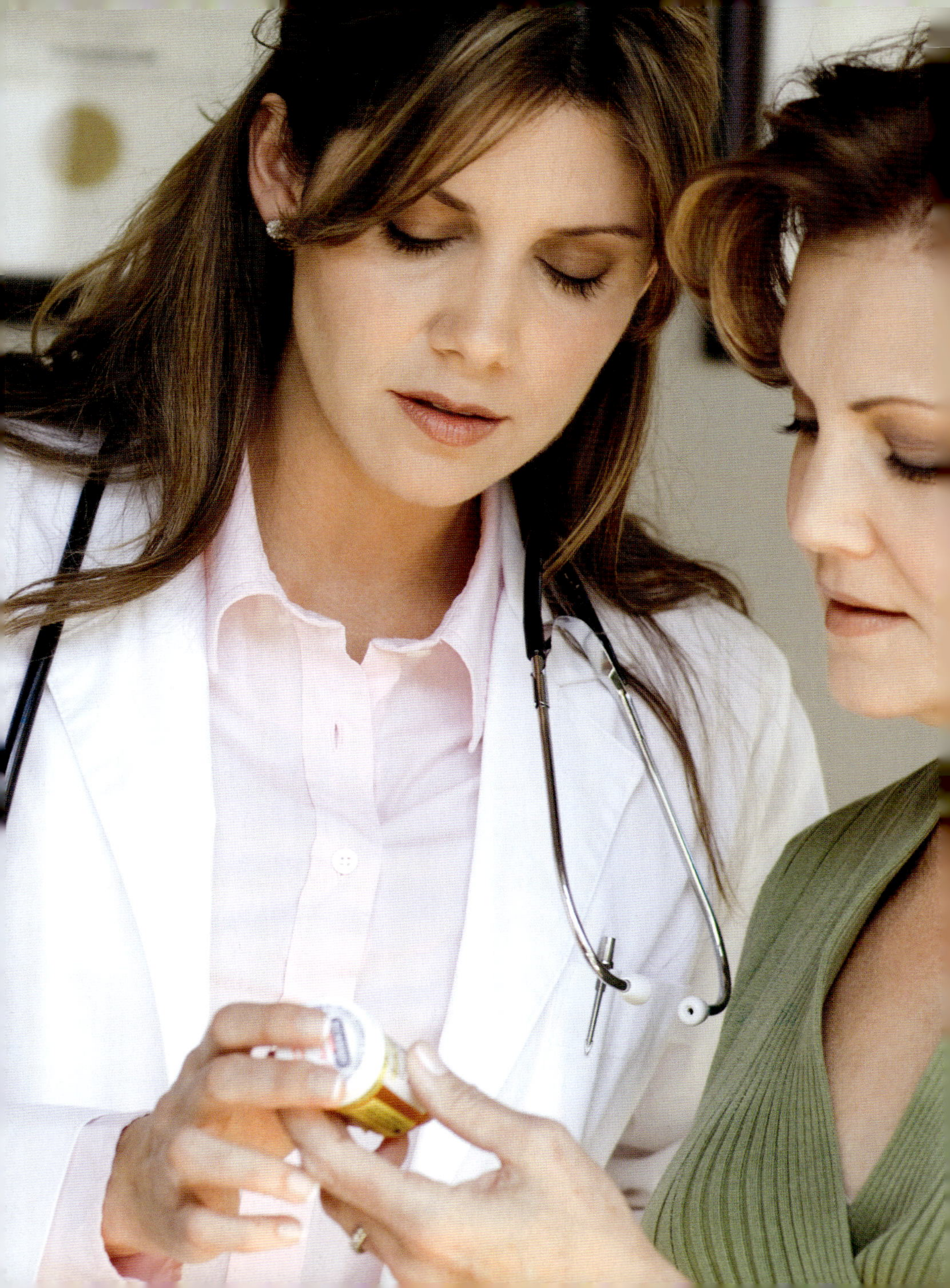

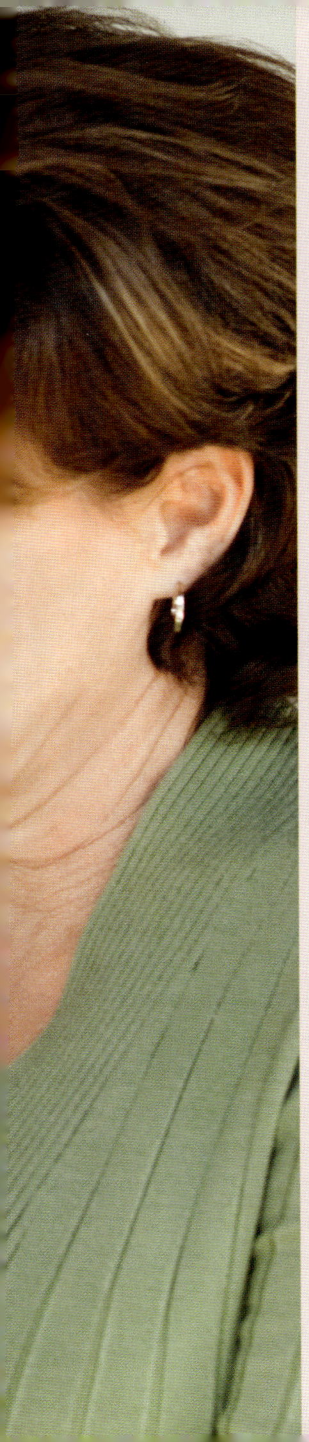

Die Behandlung

Frühbehandlung lautet die Devise für die Therapie von Herzkrankheiten. Je früher eine Erkrankung entdeckt wird, desto schneller kann sie chirurgisch oder medikamentös behandelt werden. Die Zahl der erfolgreichen Behandlungen wuchs mit den Fortschritten in der Chirurgie, wie Klappenreparatur und -ersatz, sowie durch neue, sehr gezielt wirkende Medikamente, etwa gegen Bluthochdruck oder erhöhte Blutfettwerte.

Akuttherapie

F Was heißt das – »akut«?

In der Medizin bedeutet das Wort »akut«, dass eine Störung im Gegensatz zu chronischen oder lang andauernden Krankheiten plötzlich aufgetreten ist. Der Begriff sagt nichts über die Schwere eines Zustandes aus. Ein akuter Zustand erfordert akutes Eingreifen. Wenn ein Leben auf dem Spiel steht, ist schnelles Handeln entscheidend.

F Wie helfe ich bei einem Herzinfarkt?

Bei einem akuten Myokardinfarkt, kurz Herzinfarkt, ist ärztliche Soforthilfe geboten, weil der Herzrhythmus sich plötzlich ändern kann, und das kann tödlich sein. Jeder akute Herzinfarkt sollte schnellstens in einer kardiologischen Intensivstation behandelt werden. Dort kann ein Blutgerinnsel beseitigt und der Infarkt »rückgängig gemacht« werden. Arrhythmien, von denen manche lebensgefährlich sind, können wirksam behandelt und Blutdruckschwankungen normalisiert werden.

F Kann der Herzmuskel gerettet werden, falls er nicht zu stark geschädigt ist?

Ja. Wenn die sofortige medizinische Beurteilung ergibt, dass der akute Infarkt oder Muskelschaden reversibel ist, wird die Durchblutung in einer kardiologischen Intensivstation wiederhergestellt. Diese »Reperfusion« setzt voraus, dass ein vorhandenes Blutgerinnsel aufgelöst wird. Der gefährdete Herzmuskel erhält dann wieder die nötige Menge an Sauerstoff und Nährstoffen. Die Reperfusion kann die Sterblichkeit bei Herzinfarkten um 25 Prozent senken, vorausgesetzt, die Behandlung findet innerhalb des gebotenen Zeitrahmens von maximal vier Stunden statt. Danach geht das gefährdete Herzgewebe zugrunde. Also: je früher die Reperfusion stattfindet, desto besser.

F Kann Acetylsalicylsäure (ASS, Aspirin®) zu dieser Reperfusion beitragen?

Ja. Jeder Patient, der an der koronaren Herzkrankheit leidet, sollte mit Acetylsalicylsäure behandelt werden. Viele Ärzte meinen, alle über Vierzigjährigen sollten täglich ASS einnehmen. Diese Substanz verhindert, dass die Blutplättchen, die bei der normalen Blutgerinnung eine Rolle spielen, verklumpen. Meist sind es Blutgerinnsel, die letztlich zu einem Herzinfarkt führen. Sie können eine Arterie, die durch Cholesterinablagerung verengt ist, vollständig blockieren. Acetylsalicylsäure kann diese Gerinnselbildung verhindern und die Mortalität des Herzinfarktes um circa ein Fünftel senken.

F Was kann ich tun, wenn jemand in meiner Umgebung anscheinend einen Herzstillstand erleidet?

Rufen Sie sofort den Notarzt. Es sollte unverzüglich mit der kardiopulmonalen Reanimation begonnen werden, am besten von einer Person mit medizinischer Ausbildung. Nicht ganz perfekt ausgeführte Erstmaßnahmen sind jedoch auf jeden Fall besser als gar keine! Die CPR umfasst – nach dem eventuell notwendigen Freimachen der Atemwege – Herzdruckmassage (über dem Brustbein) und Atemspende im Wechsel.

F Was ist eine Gleichstrom-Kardioversion?

Bei der Gleichstrom-Kardioversion oder DC-Kardioversion gibt man dem Herz einen kurzen elektrischen Schock, damit es wieder zu schlagen beginnt. Der Strom fließt durch zwei Plattenelektroden auf der Brust des Patienten. Diese sogenannte Defibrillation wird bei Kammertachykardie (siehe S. 64), häufiger noch bei Kammerflimmern angewandt. Letzteres ist eine häufige Todesursache nach Infarkt. Um die Arrhythmie akut und künftig zu verhindern, sind Medikamente nötig (siehe S. 111). Die beste Prävention erreicht man heute mit einem implantierbaren Defibrillator (siehe S. 112–113).

F Wie wird ein akutes Lungenödem behandelt?

Wenn die linke Kammer beschädigt ist (akut beim Herzinfarkt, chronisch bei Bluthochdruck, Klappeninsuffizienz, Zellschäden, Kardiomyopathien), kann sie die vom linken Vorhof einströmende Blutmenge nicht weiterbefördern. Dann staut sich das Blut bis in die Lunge, in das Lungengewebe sickert seröse Flüssigkeit (siehe S. 72) und verursacht akute Atemnot. Dieser Zustand kann tödlich sein, wenn nicht sofort gegengesteuert wird. Ziel der Behandlung muss sein, die Wassereinlagerungen im Körper durch Gabe von Diuretika zu beseitigen (siehe S. 117) und die Funktion der geschwächten linken Kammer mithilfe inotroper Medikamente (siehe S. 115) wiederherzustellen.

F Was muss ich tun, wenn mein Blutdruck plötzlich ganz hoch wird?

In diesem Fall besteht eine sogenannte akute hypertensive Krise. Der diastolische Blutdruck klettert auf 130 oder höher. Meist entstehen gleichzeitig Schäden an Blutgefäßen – z. B. in der Netzhaut des Auges (siehe S. 37). Wenn das Gehirn betroffen ist, muss der Blutdruck sehr rasch intravenös mit Antihypertonika (siehe S. 106–107) wie Nitroglyzerin oder Nitroprussid gesenkt werden.

F Kann eine infektiöse Endokarditis akut werden?

Ja. Bei der akuten Endokarditis (siehe S. 76–77) sind vor allem die Klappen der rechten Herzhälfte betroffen. Häufigster Grund ist intravenöser Drogenmissbrauch. Die Bakterien gelangen über die Haut in die Blutbahn und werden durch die Venen bis zu den Herzklappen transportiert. Eine akute Endokarditis kann eine Herzklappe sehr schnell zerstören und so zum Herz-Kreislauf-Kollaps führen. Zur Behandlung sind längerfristige intravenöse Gaben hochdosierter Antibiotika notwendig. Sehr oft braucht der Patient danach eine Ersatzherzklappe, um zu überleben (siehe S. 118–121).

Behandlung der koronaren Herzkrankheit

F Bei mir wurde kürzlich eine koronare Herzkrankheit diagnostiziert. Wie wird sie behandelt?

Im Wesentlichen gibt es drei Möglichkeiten: rein medikamentös, per Angioplastie (Gefäßplastik) und Stent (siehe S. 99) oder mit aortokoronarem Bypass (siehe S. 101). Wofür man sich entscheidet, hängt u. a. von der Schwere des Krankheitsbildes und der persönlichen Präferenz des Patienten ab. Werden die Symptome durch Medikamente nicht gebessert, ist ein operativer Eingriff nötig.

F Woher weiß ich, ob Bypass oder Angioplastie in meinem Fall besser ist?

Der aortokoronare Bypass erzielt kurz- und mittelfristig gute Ergebnisse, Symptome und Überlebenszeiten werden deutlich gebessert. Falls mehrere Arterien kritisch verengt sind, ist die Bypass-Operation vorzuziehen. Sind nur ein oder zwei Gefäße betroffen, haben Sie die Wahl zwischen medikamentöser Therapie und Angioplastie. Diese Entscheidung müssen Sie mit Ihrem Arzt treffen.

F Was gehört zur medikamentösen Therapie?

Falls keine Operation nötig ist, wird Ihnen der Arzt wahrscheinlich ASS verschreiben und dazu einen Betarezeptorenblocker (siehe S. 107), um das Herz zu entlasten. Nach einem Infarkt senken Betablocker nachweislich die Mortalität. Der Arzt kann aber auch ACE-Hemmer verordnen (ACE bedeutet Angiotensin konvertierendes Enzym). Sie können die Überlebenszeit von Patienten mit koronarer Herzkrankheit verlängern. Vielleicht brauchen Sie auch eine Behandlung mit Statinen (siehe S. 102–103), um die Ablagerungen in Ihren Herzkranzgefäßen zu verringern.

Ⓕ Wie wird eine Angioplastie gemacht?

Bei diesem Verfahren wird ein Ballonkatheter in eine Arterie eingeführt, die teilweise durch Plaque verstopft ist (siehe S. 99). Die Plaque wird zertrümmert und an die Arterienwand gepresst. Der ursprüngliche Durchmesser kann durch das Verfahren zu fast hundert Prozent wiederhergestellt werden. Der Eingriff ist schmerzlos und wird unter örtlicher Betäubung durchgeführt. Ein Stent hält die Arterien offen. Medikamentenbeschichtete Stents können noch wirksamer sein. Sie werden mit einer Langzeit-Antikoagulanzientherapie kombiniert, um Wiederverengungen und Stentthrombosen zu verhüten.

Ⓕ Welche Vorteile hat die Angioplastie?

Sie erholen sich nach dem Eingriff sehr schnell. Meist brauchen Sie nur vorsorglich über Nacht in der Klinik bzw. im kardioangiologischen Zentrum zu bleiben. Nach zwei oder drei Tagen dürften Sie wieder arbeitsfähig sein.

Ⓕ Was geschieht bei einer großen Herzoperation?

In der Herzchirurgie, etwa bei einem aortokoronaren Bypass (siehe S. 101), wird das Brustbein durchtrennt, um offenen Zugang zum Herzen zu haben. Das Herz wird stillgelegt, die Funktion des Herzens und der Lunge übernimmt eine Herz-Lungen-Maschine. Auch Blutverluste während des Eingriffs können über sie ersetzt werden. Nach einer knappen Stunde wird das Herz wieder aktiviert.

Ⓕ Gibt es auch ein schonenderes Verfahren für herzchirurgische Eingriffe?

Ja. Bei der neuen Methode der Roboterchirurgie wird mit miniaturisierten chirurgischen Instrumenten gearbeitet, die computergestützt durch vier winzige Öffnungen in der Körperoberfläche an das Operationsgebiet herangeführt werden. Das Verfahren ist schonender als die Operation am offenen Herzen. Das Verfahren wird nur an wenigen hochspezialisierten Herzzentren durchgeführt.

ANGIOPLASTIE UND STENTS

Blockierte oder durch Fettablagerungen verengte Herzkranzarterien können mithilfe einer Angioplastie geweitet werden. Zu diesem Zweck wird ein aufblasbarer Ballon an die Stelle der Blockierung geschoben und eventuell ein Stent eingesetzt.

DIE BALLONDILATATION

Ein Führungsdraht mit dem gefalteten Ballon wird durch eine Arterie (siehe Angiographie, S. 88) bis zu der verengten Koronararterie vorgeschoben. Dort positioniert der Kardiologe den Ballon und dehnt ihn durch hohen Druck langsam aus. Dabei wird die Fettablagerung gegen die Arterienwand gedrückt, bis das Gefäß wieder für Blut durchgängig ist.

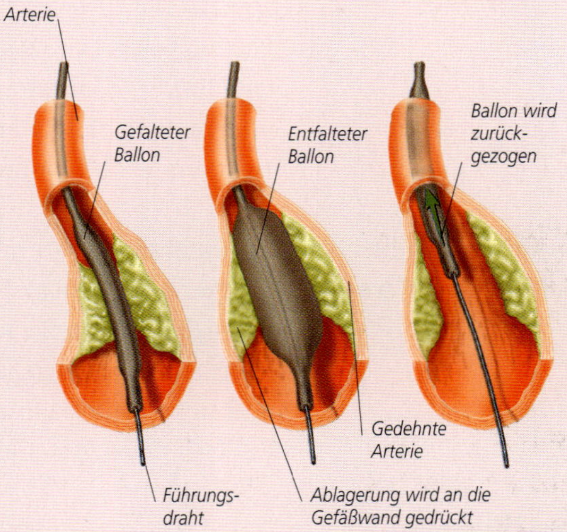

EINSETZEN EINES STENTS

In der Regel wird ein Stent an der Stelle der Blockierung eingesetzt, damit die Arterie länger durchgängig bleibt. Meist ist der Stent ein Röhrchen aus dünnem Drahtgeflecht mit federartiger Struktur. Der Kardiologe schiebt den Stent über eine Führungshülse in das verengte Gefäß vor. Durch Aufdehnen des Ballons wird der Stent auseinandergedrückt.

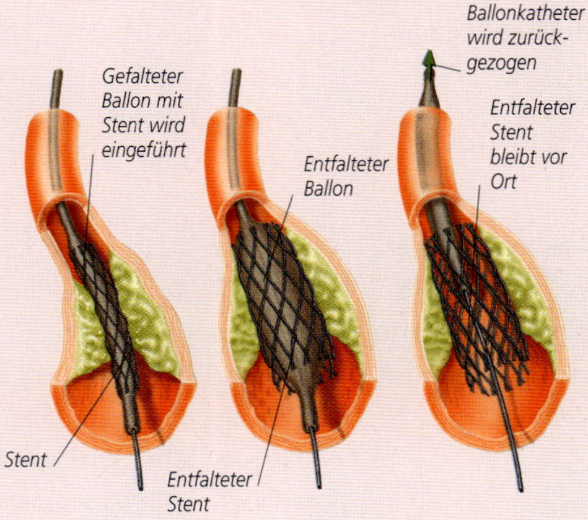

F Wenn ich nach einer Herzoperation aufwache, hänge ich dann an lauter Schläuchen?

Ja, an einigen. Am unangenehmsten ist der Beatmungsschlauch, der während der Operation zur Erleichterung und Kontrolle der Atmung diente und der an Ort und Stelle verbleiben muss, bis eine ausreichende Eigenatmung gewährleistet ist. Ein intravenöser Zugang ermöglicht die direkte Gabe von Medikamenten, ein weiterer dient der Blutdruckmessung und der Blutentnahme zur Untersuchung. Der Sauerstoffgehalt des Blutes wird über einen Finger- oder Ohrclip überwacht. Ein Blasenkatheter leitet den Urin ab und über eine Wunddrainage im Brustraum kann Blut und Wundsekret abfließen.

F Wann werden die Schläuche entfernt?

Die Beatmung dauert manchmal nur wenige Stunden. Meist wird der Schlauch aber am Tag nach der OP entfernt – das werden Sie kaum spüren, weil Sie noch stark sediert sind. In den Tagen danach werden dann die anderen Schläuche entfernt. Die Wunddrainage wird in der Regel nach zwei oder drei Tagen gezogen.

F Wie lange muss ich im Krankenhaus bleiben?

Dank der Fortschritte bei Narkose und Schmerztherapie in den letzten Jahren können die meisten Patienten schon eine Woche nach einer solchen großen Operation die Klinik verlassen. Nach einer Herzoperation sollten Sie sich aber noch ein bis zwei Monate schonen.

F Was darf ich während dieser Erholungszeit tun und womit muss ich rechnen?

Entscheidend ist die regelmäßige und sich langsam steigernde körperliche Belastung während der Rekonvaleszenz. Gehen Sie gleich in der ersten Woche an die frische Luft – jeden Tag ein bisschen länger. Übertreiben Sie nicht und bleiben Sie bei nasskaltem Wetter im Haus. Gönnen Sie sich tagsüber Ruhepausen. Ausführlichere Informationen über Reha-Programme finden Sie auf den Seiten 124–131.

KORONARE BYPASSOPERATIONEN

Einer der bedeutendsten Fortschritte in der Herzchirurgie war die Entwicklung der koronaren Bypassoperationen. Dabei wird der Verschluss einer Herzkranzarterie überbrückt, indem man mithilfe eines anderen Arterien- oder Venenstücks eine Umleitung schafft.

BEISPIEL INNERE BRUSTSCHLAGADER

Die rechte und linke innere Brustschlagader eignen sich optimal als Gefäßersatz und funktionieren tadellos, bis sie irgendwann erneuert werden müssen. Die Gefäßbrücke entspringt als Brustschlagader aus der Aorta, das andere Ende wird hinter der Blockierung mit der Koronararterie verbunden. Dadurch erhält das vorher abgeschnittene Versorgungsgebiet der Herzkranzarterie wieder frisches, sauerstoffreiches Blut.

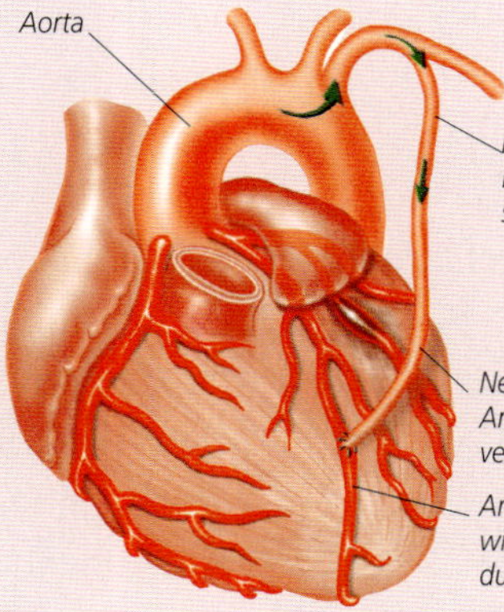

BEISPIEL BEINVENEN

Falls Venen verwendet werden, entnimmt man 10–13 cm lange Abschnitte aus Beinvenen des Patienten. Das eine Ende wird mit der Aorta verbunden, das andere mit der Koronararterie. In der Abbildung erkennt man zwei blockierte bzw. geschädigte Arterien, die durch zwei Venenstücke verschiedener Länge überbrückt wurden. Arterienbypässe eignen sich besser als Venenbypässe, weil sie den arteriellen Druck besser verkraften.

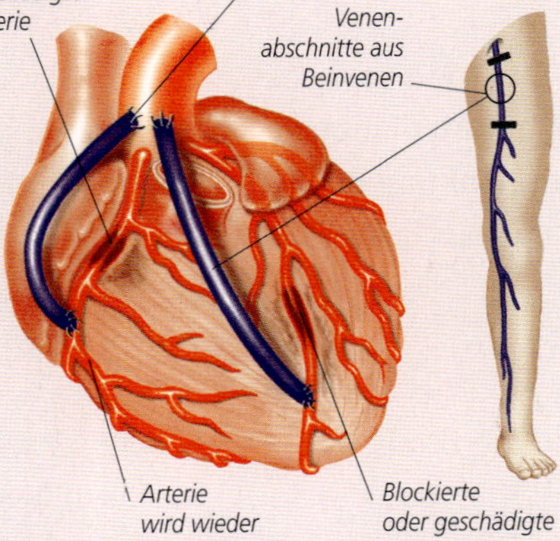

Cholesterinsenker

Ⓕ Wer profitiert von Cholesterinsenkern?

In den Industrieländern stehen Herz-Kreislauf-Erkrankungen an der Spitze der Todesursachen. Ihre Häufigkeit hängt direkt mit dem LDL-Cholesterinspiegel des Blutes (siehe S. 38–39) zusammen. Jeder sollte daher auf niedrige LDL-Cholesterinwerte bedacht sein, und gefährdete Personen (siehe zweites Kapitel) sollten ihre Blutfette regelmäßig beim Arzt untersuchen lassen.

Ⓕ Wer ist gefährdet?

Es gibt hauptsächlich zwei Risikogruppen. Erstens: Patienten mit bekannter koronarer Herzkrankheit: Wenn ihr Cholesterinspiegel gesenkt wird, ist ihr künftiges Herz-Kreislauf-Risiko geringer. Zweitens: Patienten mit erhöhtem Risiko für Krankheiten, die mit Cholesterin zusammenhängen (Diabetiker, familiäre Arteriosklerose): Sie sollten unbedingt auf ihre Cholesterinwerte achten. Manche Ärzte empfehlen sogar, dass Männer über 35 und Frauen über 45 Jahren grundsätzlich »ihr Cholesterin überwachen lassen« sollten.

Ⓕ Gibt es ein wirksames Medikament zur Senkung des Cholesterinspiegels?

Ja. Seit Cholesterin als Indikator für die meisten Herz-Kreislauf-Erkrankungen erkannt wurde, suchte die pharmazeutische Industrie nach einer Stoffklasse, mit der das Serumcholesterin gefahrlos und wirksam gesenkt und zugleich das Risiko von Begleitkrankheiten verringert werden könnte. In den 1980er-Jahren fand man diese Stoffklasse in den Statinen. Diese hemmen ein Leberenzym (HMG-CoA-Reduktase), das an der Cholesterinsynthese beteiligt ist. Dadurch wird eine Senkung des LDL-Cholesterins im Blut bewirkt.

F Welche Vorteile haben Statine?

Statine waren ein großer Durchbruch, weil sie in den Cholesterinstoffwechsel in der Leber eingreifen und das gefährliche LDL-Cholesterin im Blut um 20 bis 60 Prozent senken können. Außerdem senken Statine die Sterbeziffer bei Herz-Kreislauf-Erkrankungen, ohne dass die Sterbeziffer aus anderen Ursachen zunimmt, und unerwünschte Nebenwirkungen sind selten. Wegen ihrer Effektivität sind Statine heute die Standardtherapie bei erhöhten Cholesterinwerten. Neuere Studien schreiben ihnen noch weitere gesundheitsfördernde Wirkungen zu.

F Können Medikamente die Aufnahme von Cholesterin in den Körper hemmen?

Ja. Ein Wirkstoff mit dem Namen Ezetimib kann die Aufnahme von Cholesterin aus dem Dünndarm ins Blut hemmen. Die Substanz senkt nachweislich das Gesamtcholesterin und das LDL-Cholesterin im Serum, vor allem in der (mit Einschränkung vertretbaren) Kombination mit Statinen. Bisher ist jedoch nicht bewiesen, dass Ezetimib die Häufigkeit der koronaren Herzkrankheit oder die Sterbeziffer bei Herz-Kreislauf-Erkrankungen senkt. Offenbar genügt es nicht, nur das LDL-Cholesterin zu senken. Vielmehr dürfte es eine Rolle spielen, *wie* die LDL-Cholesterinsenkung vor sich geht.

F Gibt es noch andere Medikamente, die den Cholesterinspiegel senken?

Ja, die gibt es, aber keines ist so wirksam und so sicher wie die Statine (siehe S. 104). Fibrate zum Beispiel senken die Triglyzeride, ein anderes Fett, im Blutserum. Sogenannte Anionenaustauschharze binden Gallensäuren im Darm, sodass diese nicht ins Blut gelangen, sondern mit dem Stuhl ausgeschieden werden. Dadurch werden in der Leber mehr Gallensäuren aus Cholesterin gebildet und in den Darm abgegeben. Als Resultat dieses erhöhten Cholesterinverbrauchs sinkt der Cholesterinspiegel.

MEDIKAMENTE GEGEN ERHÖHTE BLUTFETTWERTE

Das Blut enthält von Natur aus Fette wie Cholesterin und Triglyzeride. Wenn die Konzentration dieser Stoffe jedoch zu hoch ist, kann der Arzt Ihnen einen Lipidsenker verschreiben. Diese Medikamente lösen aber nicht das eigentliche Problem. Deshalb werden Sie sich künftig fettarm ernähren müssen.

STOFFGRUPPE:	**STATINE**
Beispiele:	Atorvastatin, Fluvastatin, Pravastatin, Simvastatin.
Indikationen:	Senkung des Cholesterins, um das Risiko einer Herzkrankheit zu verringern.
Wirkungsweise:	Statine bewirken, dass mehr HDL- und weniger LDL-Cholesterin gebildet wird (siehe S. 38–39). Sie sind wirksamer als Fibrate und Anionenaustauschharze.
Vorsichtsmaßnahmen:	Wenn Sie schwanger sind oder stillen, viel Alkohol trinken oder eine kranke Leber haben, wird der Arzt Ihnen eher keine Statine verschreiben.
Nebenwirkungen:	Erhöhte Leberenzyme im Blut, Muskelschmerzen, Übelkeit, Kopfschmerzen, Blähungen, Verstopfung, Durchfall.

STOFFGRUPPE:	**FIBRATE**
Beispiele:	Bezafibrat, Clofibrat, Fenofibrat, Gemfibrozil.
Indikationen:	Senkung des Cholesterins und der Triglyzeride.
Wirkungsweise:	Fibrate stimulieren ein Enzym, das die Verwertung der Blutfette steigert. In der Leber wird die Ausscheidung von Gallensäuren gefördert.
Vorsichtsmaßnahmen:	Fibrate können die Aufnahme von Vitaminen aus dem Darm beeinträchtigen, sodass Sie eventuell ein Vitaminpräparat einnehmen müssen.
Nebenwirkungen:	Hauptsächlich Durchfall, auch Magenverstimmung oder Verstopfung.

STOFFGRUPPE:	**ANIONENAUSTAUSCHHARZE**
Beispiele:	Colestyramin, Colestipol.
Indikationen:	Senkung des Cholesterins, um das Risiko einer Herzkrankheit zu verringern.
Wirkungsweise:	Anionenaustauschharze binden Gallensäuren und verhindern so deren Übergang ins Blut. Als Folge spaltet die Leber mehr Cholesterin auf, um Nachschub an Gallensäure zu bilden.
Vorsichtsmaßnahmen:	Anionenaustauschharze können die Resorption bestimmter Arzneimittel beeinträchtigen; womöglich müssen Sie auch ein Vitaminpräparat nehmen.
Nebenwirkungen:	Hauptsächlich Durchfall, auch Magenverstimmung oder Verstopfung.

Behandlung des Bluthochdrucks

(F) Gibt es eine wirksame Behandlung des hohen Blutdrucks?

Es gibt mehrere Klassen von Arzneimitteln, mit denen ein hoher Blutdruck ohne schwere unerwünschte Wirkungen gesenkt werden kann (siehe S. 106–107). Meist kann Bluthochdruck medikamentös beherrscht werden. Dadurch wird das Risiko eines Schlaganfalls, eines Herzinfarkts oder einer Nierenerkrankung deutlich reduziert.

(F) Zu welcher Stoffklasse gehören Antihypertensiva?

Antihypertensiva gehören zu unterschiedlichen Stoffklassen – Diuretika beispielsweise senken das Blutvolumen. Hydralazin, Alphablocker, Betablocker, Kalziumkanalblocker und Antisympathotonika bewirken als Vasodilatanzien eine Erschlaffung der Gefäßwand, die Blutgefäße werden auf diese Weise erweitert.

(F) Wie werden die Antihypertensiva angewandt?

Der Arzt verschreibt sie für einen gewissen Zeitraum. Der Blutdruck soll mit jeder neuen Behandlungsrunde langsam um je 10/5 mmHg (systolisch/diastolisch, siehe S. 36–37) abnehmen. Eine zu rasche oder zu drastische Blutdrucksenkung löst unerwünschte Wirkungen aus. Oft werden zuerst Diuretika empfohlen, sodann ein ACE-Hemmer oder ein Angiotensin-II-Blocker (siehe S. 106–107). Danach kann man einen Betablocker oder einen Kalziumkanalblocker versuchen. Die meisten Patienten brauchen mehr als ein Medikament, um den Blutdruck in den Griff zu bekommen. Es kann eine Weile dauern, bis man die richtige Kombination herausgefunden hat.

MEDIKAMENTE GEGEN BLUTHOCHDRUCK

Wenn der Arzt bei Ihnen Bluthochdruck festgestellt hat, wird er vermutlich erst prüfen, ob eine behandlungsbedürftige Störung zugrunde liegt. Findet er nichts, wird er Ihnen Änderungen Ihrer Lebensweise empfehlen – das Rauchen aufgeben, Gewichtsabnahme, Fitnesstraining, salzarme Ernährung usw. –, und wahrscheinlich wird er Ihnen ein oder mehrere Medikamente gegen Bluthochdruck verschreiben.

STOFFGRUPPE:	**DIURETIKA**
Beispiele:	Bendroflumethiazid, Indapamid, Amilorid, Triamteren, Spironolacton, Furosemid, Bumetanid, Hydrochlorothiazid.
Wirkungsweise:	Diuretika bewirken, dass die Nieren dem Blut mehr Wasser entziehen als gewöhnlich. Dadurch wird das Blutplasmavolumen verringert, sodass der Blutdruck sinkt. (Anscheinend wirken Diuretika auch per se blutdrucksenkend.)
Vorsichtsmaßnahmen:	Bei Diabetikern kann der Blutzucker ansteigen. Manche Patienten erleiden Kaliumverluste, die kompensiert werden müssen. Wegen der relativen Zunahme des Harnsäurespiegels im Blut besteht ein erhöhtes Risiko für Gicht.
Nebenwirkungen:	Diuretika werden meist gut vertragen, aber infolge des Kaliumverlusts sind Verwirrtheit, Schwächegefühl und Herzrhythmusstörungen möglich.

STOFFGRUPPE:	**ACE-HEMMER**
Beispiele:	Captopril, Cilazapril, Enalapril, Fosinopril, Imidapril, Lisinopril, Moexipril, Perindopril, Quinapril, Ramipril, Trandolapril.
Wirkungsweise:	ACE-Hemmer erweitern die Blutgefäße, indem sie die Bildung der körpereigenen Substanz Angiotensin II hemmen (siehe unten), welche die Blutgefäße verengt und den Blutdruck erhöht.
Vorsichtsmaßnahmen:	ACE-Hemmer sind ungeeignet bei instabilem Blutdruck, da dieser zu niedrig werden kann. Vorsicht ist geboten, wenn Sie schwanger sind oder mit einem Diuretikum behandelt werden (siehe oben). Nierenschäden sind möglich.
Nebenwirkungen:	Trockener Husten, Gesichtsrötung, Schwindel, Kopfschmerzen, Knöchelödem.

STOFFGRUPPE:	**ANGIOTENSIN-II-BLOCKER**
Beispiele:	Losartan, Valsartan, Candesartan, Eprosartan, Telmisartan, Irbesartan, Olmesartan.
Wirkungsweise:	Angiotensin-II-Blocker erweitern die Blutgefäße, sie wirken ähnlich wie ACE-Hemmer.
Vorsichtsmaßnahmen:	Nicht bei Schwangeren und bei älteren Patienten anwenden.
Nebenwirkungen:	Ähnlich wie bei ACE-Hemmern, aber ohne Husten (ein wichtiger Vorteil).

STOFFGRUPPE:	**BETABLOCKER**
Beispiele:	Atenolol, Betaxolol, Bisoprolol, Celiprolol, Metoprolol, Nebivolol (kardioselektiv); Acebutolol, Pindolol, Propranolol, Sotalol, Timolol (nicht kardioselektiv).
Wirkungsweise:	Betablocker bremsen die Wirkung des Hormons Adrenalin, das gefäßverengend wirkt; kardioselektiv bedeutet direkte Wirkung auf das Herz, nicht kardioselektiv bedeutet Wirkung auf den gesamten Kreislauf.
Vorsichtsmaßnahmen:	Nicht geeignet sind Betablocker bei Atemwegserkrankungen wie Asthma und bei schlechter Durchblutung der Beine und Füße. Diabetiker bemerken eventuell nur verzögert eine drohende Unterzuckerung (Hypoglykämie). Nach längerer Einnahme dürfen Betablocker niemals abrupt abgesetzt werden.
Nebenwirkungen:	Allgemeines Gefühl der Schwäche und Erschöpfung, Atembeschwerden, kalte Hände und Füße, erhöhte Blutzucker- und Blutfettwerte.

STOFFGRUPPE:	**KALZIUMKANALBLOCKER**
Beispiele:	Amlodipin, Diltiazem, Felodipin, Isradipin, Nicardipin, Nifedipin, Verapamil.
Wirkungsweise:	Kalziumkanalblocker verhindern den Durchtritt von Kalzium in die Muskelschicht der Blutgefäße und bewirken dadurch eine Gefäßerweiterung.
Vorsichtsmaßnahmen:	Kalziumkanalblocker sind ungeeignet nach kürzlich überstandenem Herzinfarkt und bei niedriger Herzfrequenz.
Nebenwirkungen:	Schwächegefühl, Kopfschmerzen, Gesichtsrötung, Knöchelödem, Schwindelgefühl beim Stehen. Verapamil kann Verstopfung bewirken.

STOFFGRUPPE:	**ALPHABLOCKER**
Beispiele:	Doxazosin, Prazosin, Terazosin.
Wirkungsweise:	Alphablocker erweitern die Blutgefäße, indem sie die Nervenimpulse zur Gefäßkonstriktion hemmen; ihre blutdrucksenkende Wirkung ist gering.
Vorsichtsmaßnahmen:	Alkohol kann einige der Nebenwirkungen verstärken.
Nebenwirkungen:	Übelkeit, Schläfrigkeit, Kopfschmerzen, verstopfte Nase sowie ein erhöhtes Risiko, dass beim Aufstehen der Blutdruck abfällt.

STOFFGRUPPE:	**ANTISYMPATHOTONIKA**
Beispiele:	Clonidin, Methyldopa
Wirkungsweise:	Antisympathotonika wirken auf die Mechanismen im Gehirn, die den Durchmesser der Blutgefäße regulieren, im Sinne einer Gefäßerweiterung.
Vorsichtsmaßnahmen:	Wie alle Medikamente müssen auch Antisympathotonika bei älteren Patienten niedriger dosiert werden.
Nebenwirkungen:	Schläfrigkeit, Kopfschmerzen, selten auch Depression.

Angina-Pectoris-Behandlung

(F) Welche Medikamente kann ich nehmen, um die Schmerzen beim Angina-Pectoris-Anfall zu lindern?

Das wichtigste Medikament ist Nitroglyzerin, auch als Glyzeroltrinitrat (GTN) bekannt. Die Substanz ist zur Anfallsbehandlung als Zerbeißkapsel und als Spray verfügbar. Nehmen Sie das Medikament im Sitzen ein, damit Ihnen nicht schwindlig wird, falls der Blutdruck sinkt. Aus Tabletten und transdermalen Hautpflastern wird der Wirkstoff verzögert freigesetzt.

(F) Wie wirkt Nitroglyzerin?

Es entspannt die glatten Muskelfasern in der Wand der Herzkranzarterien, dadurch wird die Durchblutung erhöht und der Blutdruck gesenkt. Vor allem aber wird der Brustschmerz gelindert. Nitroglyzerin erweitert auch insgesamt die Blutgefäße im Körper. Es wirkt stärker auf die Venen, deshalb strömt weniger Blut ins Herz zurück. Folglich nimmt die Herzarbeit je Herzschlag ab und entsprechend auch die Belastung des Herzens.

(F) Bessern die Mittel gegen Angina Pectoris auch die koronare Herzkrankheit?

Nein. Einige dieser Medikamente, etwa die Betablocker und die Kalziumkanalblocker, die regelmäßig verordnet werden (allerdings nicht gegen den Brustschmerz im akuten Anfall), können aber ihr Fortschreiten aufhalten. Betablocker verlangsamen die Herzfrequenz und verringern die Fähigkeit des Herzens zur Kontraktion. Nach einem Herzinfarkt wird so die Gefahr einer Wiederholung gemindert. Kalziumkanalblocker erweitern die Koronargefäße und erweisen sich daher oft als sehr hilfreich gegen Angina. Sie hemmen den Durchtritt von Kalzium in die Herzzellen, verringern dadurch dessen Kontraktionsfähigkeit und entlasten das Herz, das weniger arbeiten muss.

MEDIKAMENTE GEGEN ANGINA PECTORIS

Wenn Sie an Angina Pectoris leiden, sind Ihnen die vernichtenden Brustschmerzen vertraut, die dabei auftreten können – oft beim Sport oder anstrengender körperlicher Arbeit, manchmal aber auch in Ruhe aus heiterem Himmel. Neben der nötigen Umstellung Ihrer Lebensweise wird Ihnen Ihr Arzt wahrscheinlich Medikamente verordnen, um die Häufigkeit der Anfälle zu verringern und die Schmerzen zu lindern.

STOFFGRUPPE:	**NITRATE**
Beispiele:	Glyceroltrinitrat (GTN), Isosorbidmononitrat, Isosorbiddinitrat.
Wirkungsweise:	Nitrate erweitern die Blutgefäße insgesamt, auch am Herzen. Glyceroltrinitrat ist als Spray, Hautpflaster, Sublingualtabletten und Zerbeißkapseln im Handel.
Vorsichtsmaßnahmen:	Im Allgemeinen ist Glyceroltrinitrat sehr gut verträglich, aber wenn Sie mit Nitraten behandelt werden, dürfen Sie kein Sildenafil einnehmen (das Präparat Viagra, gegen Impotenz).
Nebenwirkungen:	Kopfschmerzen, zu niedriger Blutdruck; gelegentlich Leber- oder Nierenstörungen, Gesichtsrötung, Schwindel beim Aufstehen; Alkohol steigert diese Wirkungen. In der Regel ist Glyceroltrinitrat sehr gut verträglich.

STOFFGRUPPE:	**KALZIUMKANALBLOCKER**
Beispiele:	Verapamil, Amlodipin, Diltiazem, Nicardipin, Nifedipin.
Wirkungsweise:	Kalziumkanalblocker verhindern das Eindringen von Kalzium in die glatten Muskelfasern der Blutgefäße; dadurch kommt es zur Gefäßerweiterung.
Vorsichtsmaßnahmen:	Wenn Sie gerade einen Herzinfarkt hatten, dürfen Sie keine Kalziumkanalblocker einnehmen. Sie können die Herzfrequenz verlangsamen.
Nebenwirkungen:	Selten Ohnmacht, Kopfschmerzen, Verstopfung (Verapamil), Gesichtsrötung, Schwindel beim Stehen, Knöchelödeme.

STOFFGRUPPE:	**BETABLOCKER**
Beispiele:	Atenolol, Bisoprolol, Propranolol, Metoprolol, Pindolol.
Wirkungsweise:	Betablocker hemmen die Wirkung von Adrenalin, welches das Zusammenziehen der Gefäßwände bewirkt. Sie verlangsamen die Herzfrequenz.
Vorsichtsmaßnahmen:	Betablocker sind ungeeignet, wenn Sie Asthma haben und wenn Beine und Füße schlecht durchblutet sind. Diabetiker könnten eine drohende Unterzuckerung (Hypoglykämie) zu spät bemerken. Wenn Betablocker längere Zeit genommen wurden, dürfen sie nicht abrupt abgesetzt werden.
Nebenwirkungen:	Atembeschwerden, kalte Hände und Füße, erhöhte Blutzucker-/Blutfettwerte.

Arrhythmie-Behandlung

F Wie werden Arrhythmien behandelt?

Das richtet sich nach der Art der Arrhythmie. Manche Medikamente regulieren die Herzfrequenz bei bestimmten tachykarden Rhythmusstörungen, andere können Rhythmusstörungen beheben und eine Wiederkehr der Arrhythmie verhindern. Ein zu langsamer Rhythmus kann durch Implantation eines Herzschrittmachers beschleunigt werden. Chirurgisch ist eine sogenannte Ablation möglich (siehe S. 113), eine Unterbrechung der gestörten AV-Erregungsleitung mittels Hochfrequenzstrom. Ein implantierbarer Defibrillator (siehe S. 113) kann die potenziell lebensgefährlichen Kammerarrhythmien beseitigen.

F Welche Medikamente sind bei Arrhythmien wirksam?

Es gibt mehrere Klassen antiarrhythmisch wirkender Medikamente (siehe S. 111). Einige, wie Chinidin, wirken auf die Leitung elektrischer Impulse, indem sie die schnellen Natriumkanäle blockieren. Wirksamer, aber möglicherweise auch gefährlicher sind Substanzen wie Amiodaron und Sotalol, welche die Kaliumkanäle blockieren. Sie eignen sich zur Prävention von Vorhofflimmern, paroxysmaler Vorhoftachykardie und bestimmten Kammerarrhythmien. Betablocker wirken bei einigen tachykarden Rhythmusstörungen. Kalziumkanalblocker sind mitunter bei schnellen Vorhofarrhythmien nützlich.

F Welche unerwünschten Wirkungen kennt man?

Es gibt unterschiedliche Nebenwirkungen, unter Amiodaron z. B. können Atembeschwerden, Sehstörungen und Schilddrüsenfunktionsstörungen auftreten. Alle Antiarrhythmika können Herzrhythmusstörungen verschlimmern, vor allem bei schweren Herzerkrankungen.

ANTIARRHYTHMIKA

Abnorme Herzrhythmen (Arrhythmien), welche die Herzfunktion stark beeinträchtigen, können angeboren sein. Sie können aber auch durch die koronare Herzkrankheit und andere Herzleiden, eine überaktive Schilddrüse oder Aufputschmittel entstehen. Nachdem der Arzt die Ursache der Arrhythmie festgestellt hat, wird er Ihnen ein geeignetes Medikament verschreiben, das Ihre Herzfunktion normalisiert.

STOFFGRUPPE:	**VERSCHIEDENE**
Beispiele:	Lidocain, Flecainid, Mexiletin, Chinidin, Propafenon, Digoxin, Amiodaron.
Wirkungsweise:	Diese Medikamente greifen in die Reizleitung im Herzen ein. Einige stabilisieren den Kammerrhythmus (Lidocain, Mexiletin), andere den Vorhof- und den Kammerrhythmus (Chinidin, Propafenon, Flecainid, Amiodaron).
Vorsichtsmaßnahmen:	Manche dieser Mittel können die Herzrhythmusstörungen unter bestimmten Umständen verstärken. Einige können auch toxisch wirken, sodass eventuell eine Testdosis verabreicht werden sollte.
Nebenwirkungen:	Je nach Medikament unterschiedlich: Schwindel beim Aufstehen, Atemnot bei Anstrengung, leichte Übelkeit und Sehstörungen; ggf. verstärkte Arrhythmien.

STOFFGRUPPE:	**BETABLOCKER**
Beispiele:	Atenolol, Propranolol, Bisoprolol, Metoprolol, Sotalol
Wirkungsweise:	Betablocker hemmen die Übertragung elektrischer Signale im Herzen.
Vorsichtsmaßnahmen:	Nicht ratsam bei Atemwegserkrankungen wie Asthma, bei schlechter Durchblutung der Beine und Füße oder einer Anfälligkeit für Herzinsuffizienz. Diabetiker merken vielleicht zu spät, dass sie in eine schwere Unterzuckerung geraten. Betablocker dürfen niemals nach längerer Therapie abrupt abgesetzt werden.
Nebenwirkungen:	Atembeschwerden, ein Gefühl der Schwäche und Erschöpfung, kalte Hände und Füße, erhöhte Blutzucker- und Blutfettwerte.

STOFFGRUPPE:	**KALZIUMKANALBLOCKER**
Beispiele:	Verapamil, Amlodipin, Diltiazem.
Wirkungsweise:	Kalziumkanalblocker hemmen den Durchtritt von Kalzium in die glatten Muskelfasern der Blutgefäße und bewirken eine Weitstellung der Gefäße.
Vorsichtsmaßnahmen:	Wenn Sie kürzlich einen Herzinfarkt hatten, dürfen Sie keine Kalziumkanalblocker nehmen. Bei niedriger Herzfrequenz sind einige kontraindiziert.
Nebenwirkungen:	Leichter Schwindel beim Aufstehen, Ohnmacht, Kopfschmerzen, Gesichtsrötung, geschwollene Fußknöchel. Verapamil kann Verstopfung bewirken.

F Wie wird ein Sinusknotensyndrom behandelt?

Die Behandlung wird exakt der Symptomatik des Sinusknotensyndroms (siehe S. 61) angepasst. Eine zu langsame Herzfrequenz erfordert meist die Implantation eines Herzschrittmachers (siehe unten), während tachykarde Arrhythmien medikamentös behandelt werden.

F Müssen vorzeitige Vorhofkontraktionen behandelt werden?

Selten. Falls sie dem Patienten sehr lästig sind, kann man vorzeitige Vorhofkontraktionen medikamentös behandeln, beispielsweise mit Betablockern (siehe S. 111).

F Welche Behandlung ist die beste bei Vorhofflattern?

Optimal wird Vorhofflattern (siehe S. 61) mit einer DC-Kardioversion (siehe S. 95) behandelt. Medikamente wie Digitalis, Kalziumkanalblocker oder das riskantere, aber wirksame Amiodaron können den Rhythmus normalisieren oder die Kammerfrequenz verlangsamen.

HERZSCHRITTMACHER

KÜNSTLICHE SCHRITTMACHER

Die künstlichen Schrittmacher sind kleine, kompakte, batteriebetriebene Impulsgeber für die Auslösung von Herzschlägen (siehe S. 20). Meist werden sie Patienten mit zu langsamer Herzfrequenz unter dem rechten Schlüsselbein implantiert und durch eine Sonde mit dem Herzen verbunden. Der Schrittmacher löst etwa im Sekundentakt elektrische Impulse aus. Er reagiert auch auf die natürliche Herzschlagfolge; nur wenn sie zu langsam ist, setzt er einen Impuls.

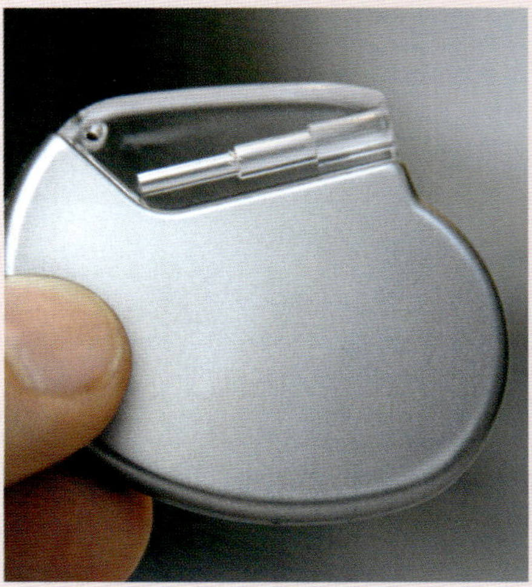

F Wie wird Vorhofflimmern behandelt?

Wenn Vorhofflimmern (siehe S. 63) zum ersten Mal auftritt oder sich wiederholt, ohne chronisch zu sein, wird es mit DC-Kardioversion (siehe S. 95) behandelt. Andernfalls wird man Medikamente geben, um die elektrischen Impulse zu verlangsamen, damit die Kammern genügend Zeit haben, sich mit Blut zu füllen. Da sich, wenn das Vorhofflimmern länger als 24 Stunden anhält, Blutgerinnsel in den Vorhöfen bilden können, wird vorsorglich ein gerinnungshemmendes Mittel verabreicht. Ist die Stelle bekannt, von der das Flimmern ausgeht, kann sie durch Hochfrequenzströme (Ablation) ausgeschaltet werden.

F Muss eine supraventrikuläre Tachykardie behandelt werden?

Im Allgemeinen treten supraventrikuläre Tachykardien (siehe S. 63) bei ansonsten gesunden Menschen auf, sind aber auch bei Herzkranken möglich. Das Herzjagen dauert oft nur wenige Minuten und bedarf dann keiner Behandlung. Dauert es länger, können Medikamente wie Digitalis, Betablocker oder Kalziumkanalblocker nötig sein. Wenn die Tachykardien sehr störend sind, kommt eine Hochfrequenz-Katheterablation (siehe oben) infrage.

F Wie werden vorzeitige Kammerkontraktionen behandelt?

Diese Kontraktionen (siehe S. 63) kommen recht häufig vor und müssen nicht unbedingt behandelt werden. Wenn sie bei bestehender Herzkrankheit stärker in Erscheinung treten, gibt man Medikamente.

F Wie wird eine akute ventrikuläre Tachykardie (VT) behandelt?

Um eine anhaltende, potenziell tödliche Kammertachykardie (siehe S. 95) zu beenden, wird eine DC-Kardioversion durchgeführt oder intravenös Amiodaron oder Lidocain gegeben. Künftigen Attacken lässt sich mit Amiodaron oder Betablockern vorbeugen. Bestimmte Schrittmacher, die AICD, können ebenfalls die Kardioversion übernehmen.

Mythos »Die Frühdiagnose ist entscheidend für den Behandlungserfolg.«

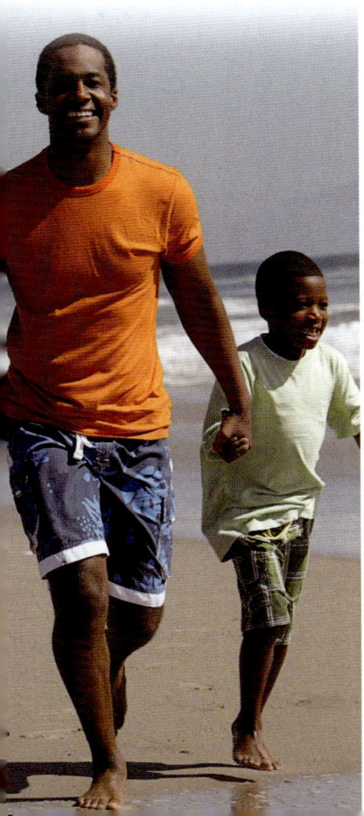

Wahrheit Das stimmt. Bei vielen Herzleiden dauert es lange, bis die Symptome nicht mehr zu übersehen sind. Die koronare Herzkrankheit z. B. beginnt mit ganz kleinen Cholesterinablagerungen, die vielleicht erst nach Jahrzehnten Beschwerden machen. Auch fitte und gesunde Menschen können ein Herzleiden haben, das erst bei regelmäßigen Untersuchungen entdeckt wird. Doch je früher eine Störung diagnostiziert wird, desto eher kann die Behandlung erfolgreich sein.

Herzinsuffizienz-Behandlung

Ⓕ **Können Medikamente eine Herzinsuffizienz heilen?**

Nein, aber Medikamente können Symptome bessern und die Lebenserwartung verlängern. Die wirksamsten Medikamente zur Behandlung (siehe S. 71–75) sind Kombinationen von Diuretika, Angiotensin-II-Blocker und Betablocker. Inotrope Substanzen (siehe unten) können eine Alternative sein. Bluthochdruck ist die häufigste Ursache eines verdickten Herzmuskels, die Normalisierung des Blutdrucks (siehe S. 105) kann diese Verdickung verhindern, verringern und sogar rückgängig machen.

Ⓕ **Ich muss Diuretika nehmen. Wie wirken diese Mittel?**

Diuretika sind Medikamente, welche die Nieren anregen, dem Blut mehr Wasser zu entziehen. Bei einer Herzinsuffizienz kann sich übermäßig Flüssigkeit im Körper ansammeln, in der Lunge verursacht das Atemnot. Durch Diuretika bilden Knöchelödeme sich zurück und das Atmen wird leichter. Wenn Ihnen der Arzt ein schnell wirkendes Diuretikum wie Furosemid oder Bumetanid verschreibt, werden Sie nach der Einnahme ständig zur Toilette laufen müssen. Dabei verlieren Sie auch Kalium, denn Diuretika sind Kaliumräuber. Um das auszugleichen, müssen Sie eventuell Kaliumtabletten einnehmen.

Ⓕ **Mein Arzt hat mir inotrope Medikamente verschrieben. Wie wirken sie?**

Inotrope Medikamente sollen die Kraft steigern, mit der sich der Herzmuskel kontrahiert, und dadurch das Herzminutenvolumen erhöhen. Mit anderen Worten, sie steigern die Herzleistung, sodass mehr Blut pro Herzschlag befördert wird. Das bekannteste Medikament dieser Art heißt Digoxin, es ist der Wirkstoff des Fingerhuts (Digitalis) und seit gut 200 Jahren als Arznei bekannt.

Ⓕ **Meine Mutter nimmt ACE-Hemmer, hustet aber seither furchtbar – lässt sich das vermeiden?**

Ihre Mutter hat Pech, denn ACE-Hemmer verbessern zwar die Herzkontraktion, lindern die Erschöpfung und die Atemnot und erhöhen sogar die körperliche Belastbarkeit. Bei wenigen Behandelten – Frauen häufiger als Männern – tritt jedoch ein unerwünschter Husten auf. Der Arzt Ihrer Mutter wird prüfen, ob Flüssigkeit in der Lunge den Husten verursacht, und falls nicht, ein anderes Medikament verschreiben, z. B. einen Angiotensin-II-Blocker.

Ⓕ **Kann man Herzinsuffizienz mit medizinischen Apparaten behandeln?**

Ja, zwei Geräte können bei bestimmten Patienten die Symptome bessern und das Leben verlängern. Mit einem AICD lassen sich (siehe S. 113) lebensbedrohliche Arrhythmien verhindern. Der Zweikammerschrittmacher gleicht einem normalen Schrittmacher (siehe S. 112), synchronisiert aber über eine zusätzliche Sonde die Kontraktionen beider Kammern. Für Patienten mit schwerster Herzinsuffizienz kommen Geräte zur mechanischen Kreislaufunterstützung infrage.

Ⓕ **Kann ein Zweikammerschrittmacher meiner Mutter helfen?**

Wenn aus dem EKG (siehe S. 82–83) eine verzögerte elektrische Aktivität des Herzens ersichtlich ist, hat sie eine Chance von 50 Prozent, dass ein Zweikammerschrittmacher ihre Symptome bessern wird.

Ⓕ **Gibt es Operationen, durch die eine Herzinsuffizienz gebessert werden kann?**

Ja, chirurgische Eingriffe einschließlich koronarer Bypass (siehe S. 101) können helfen. Wenn die Herzinsuffizienz durch einen Klappenfehler (siehe S. 67–70) verursacht ist, kann eine Herzklappenoperation (siehe S. 118–121) notwendig sein. Bei weit fortgeschrittener Insuffizienz kommt noch die Möglichkeit einer Herztransplantation oder die Implantation eines mit Pumpsystem betriebenen Kunstherzens infrage.

MEDIKAMENTE GEGEN HERZINSUFFIZIENZ

Bei ungenügender Herzleistung gelangt zu wenig arterielles Blut in den Körper und in der Lunge staut sich Flüssigkeit. Bestimmte Arzneikombinationen schwemmen Wasser aus, verbessern die Herzarbeit, mindern die Symptome und verlängern die Überlebenszeit.

STOFFGRUPPE:	**DIURETIKA**
Beispiele:	Bumetanid, Furosemid, Torasemid, Spironolacton.
Wirkungsweise:	Diuretika bewirken, dass die Nieren mehr Wasser ausscheiden; dadurch nimmt das Blutvolumen im Kreislauf und in den Geweben ab.
Vorsichtsmaßnahmen:	Diabetiker müssen mit erhöhten Zuckerwerten rechnen. Ansonsten ist Kaliummangel möglich. Auch besteht erhöhtes Gichtrisiko.
Nebenwirkungen:	Verwirrtheit, Schwäche, Herzrhythmusstörungen infolge Kaliummangels.

STOFFGRUPPE:	**ACE-HEMMER UND ANGIOTENSIN-II-BLOCKER**
Beispiele:	Captopril, Lisinopril, Ramipril, Enalapril, Quinapril; Losartan, Valsartan, Candesartan.
Wirkungsweise:	Entlasten das geschwächte Herz durch Senken des Gefäßwiderstands; modulieren Adrenalin (siehe S. 106); bessern Symptomatik und verlängern Überlebenszeit.
Vorsichtsmaßnahmen:	Nicht angezeigt bei instabilem Blutdruck, da zu starke Senkung möglich. Vorsicht bei Schwangerschaft. Kann Nieren schädigen.
Nebenwirkungen:	Trockener Husten, Gesichtsrötung, Schwindel, Kopfweh, Knöchelödem.

STOFFGRUPPE:	**BETABLOCKER**
Beispiele:	Carvedilol, Timolol, Bisoprolol, Metoprolol.
Wirkungsweise:	Modulieren erhöhten Adrenalinspiegel, der Herzinsuffizienz verschlimmern kann (siehe S. 107); bewirken symptomatische Besserung, verlängern Überlebenszeit.
Vorsichtsmaßnahmen:	Vorsicht bei instabilem Blutdruck, da zu starke Senkung möglich; langsamer Dosisaufbau, um Verschlimmerung der Insuffizienz zu vermeiden.
Nebenwirkungen:	Schwächegefühl, Atembeschwerden, kalte Hände und Füße, erhöhte Blutzucker- und Blutfettwerte.

STOFFGRUPPE:	**DIGITALISPRÄPARATE**
Beispiele:	Digoxin, Digitoxin.
Wirkungsweise:	Seit über 200 Jahren wird Herzinsuffizienz mit Extrakten aus dem Fingerhut behandelt. Bessert Kontraktionskraft, verlangsamt Herzfrequenz bei Vorhofflimmern (siehe S. 63).
Vorsichtsmaßnahmen:	Bei Älteren und Nierenkranken niedrigere Dosen nötig.
Nebenwirkungen:	Appetitlosigkeit, Übelkeit als frühe Vergiftungszeichen; ggf. Herzrhythmusstörungen.

Behandlung von Herzklappenerkrankungen

F Kann man Herzklappen reparieren oder ersetzen?

Im Allgemeinen ja. Verengte oder zu schwache Aortenklappen werden gewöhnlich ersetzt (siehe S. 120). Die Reparatur dieser Klappe hingegen ist selten erfolgreich. Trikuspidalklappen (siehe S. 70) können ersetzt werden, wenn sie stark verengt, und repariert, wenn sie insuffizient sind. Die Behandlung der Pulmonalklappenstenose und der Pulmonalregurgitation ist auf Seite 70 beschrieben.

F Bei meinem Mann wurde eine Mitralregurgitation festgestellt, das Blut fließt zurück. Kann die Mitralklappe repariert werden?

Ja. Die Behandlung der Mitralregurgitation (siehe S. 67) zielt auf die Besserung der Symptome, um dann die Störung durch chirurgische Reparatur zu beheben. Die Art der Reparatur hängt davon ab, wo und wie die Klappe geschädigt ist. Verglichen mit dem Klappenersatz hat die Reparatur viele Vorteile. Die Sterblichkeit ist geringer, es werden keine Blutverdünnungsmittel benötigt und die reparierte Klappe funktioniert besser als eine künstliche.

F Meine Tochter leidet an einer Mitralklappenstenose. Welche Therapie ist sinnvoll?

Bevor die verengte Herzklappe korrigiert werden kann, muss die selten gewordene Mitralstenose (siehe S. 67 und S. 69) konservativ behandelt werden. Ihre Tochter muss sich wahrscheinlich kochsalzarm ernähren, weniger trinken und außerdem Diuretika einnehmen (siehe S. 117). Eventuell muss die Herzfrequenz medikamentös eingestellt werden. Um einer infektiösen Endokarditis (siehe S. 76–77) vorzubeugen, wird ihr der Arzt vielleicht Antibiotika verschreiben, die Krankheitserreger vernichten.

F Wie wird eine verengte Mitralklappe korrigiert?

Die Korrektur der Mitralklappe erfolgt chirurgisch. Das einfachste Verfahren ist die sogenannte Kommissurotomie, bei der die Symptome durch operative Erweiterung der Mitralklappe gebessert werden. Hierzu wird ein spezielles Gerät durch eine Vene bis ins Herz geschoben und dort aktiviert. Nach einigen Jahren können die Symptome wiederkehren und einen größeren Eingriff am offenen Herzen erfordern, bei dem eine künstliche Klappe eingesetzt wird.

F Muss eine reparierte Mitralklappe irgendwann ersetzt werden?

Möglicherweise ja. Wenn die Mitralklappe bereits repariert wurde und nicht mehr richtig funktioniert, wird man sie ersetzen müssen. Eine krankhaft deformierte Mitralklappe, z. B. durch rheumatisches Fieber, wird man nur selten ersetzen. Patienten mit Ersatzklappe müssen bis an ihr Lebensende Gerinnungshemmer einnehmen.

F Welche künstlichen Herzklappen verwenden die Herzchirurgen?

Es gibt zwei Grundtypen von Klappenprothesen: Alloprothesen aus Kunststoff und Bioprothesen aus Herzen von menschlichen Leichen, von Schweinen oder, häufiger, von Rindern. Bei der Entscheidung für einen Prothesentyp ist dessen Haltbarkeit zu bedenken und dass Patienten mit Alloprothese bis ans Lebensende Gerinnungshemmer einnehmen müssen.

F Welche Alloprothesen gibt es?

Die erste Alloprothese war die Starr-Edwards-Klappe, eine sehr haltbare Kugelklappe in einer Halterung aus beschichtetem Material. Häufiger werden heute Doppelflügelklappen oder Kippscheibenprothesen verwendet, z. B. die derzeit bevorzugte St.-Jude-Medical-Klappe, bei welcher der Druckgradient, allerdings auch das Herzminutenvolumen niedriger ist. Weltweit werden jährlich mehr als 170 000 Doppelflügelklappen implantiert.

F Welche Vor- und Nachteile haben die Alloprothesen?

Hauptvorteil ist die Haltbarkeit – Alloprothesen können jahrzehntelang funktionieren. Nachteile gibt es vor allem drei: Sie benötigen einen großen Teil des Querschnitts der Klappenöffnung, was naturgemäß eine verengte Klappe bedingt. Die zirkulierenden roten Blutkörperchen können zerstört werden. Und die Alloprothesen verursachen gehäuft Blutgerinnsel, deshalb müssen die Empfänger lebenslang Gerinnungshemmer einnehmen.

KLAPPENERSATZ

Ein Klappenersatz kann nötig sein, wenn die Erkrankung den Alltag stark beeinträchtigt oder andere chirurgische Eingriffe nicht helfen. Es muss am offenen Herzen operiert werden; die Herz-Lungen-Maschine übernimmt dabei die Funktionen des Herzens und der Lunge.

AORTENKLAPPENERSATZ

Am häufigsten wird die zwischen linker Kammer und Hauptschlagader befindliche Aortenklappe ersetzt. Mit einem kleinen Schnitt öffnet der Chirurg die Aorta, um an die kranke Klappe zu gelangen (rechts im Bild), und schneidet diese heraus. Ein Ring von Gewebe bleibt stehen, an dem die Ersatz-Aortenklappe mit Nähten befestigt wird. Als Ersatz kann eine Alloprothese oder eine Bioprothese verwendet werden (siehe S. 119). Letztere hat drei Segel, die sich öffnen und schließen.

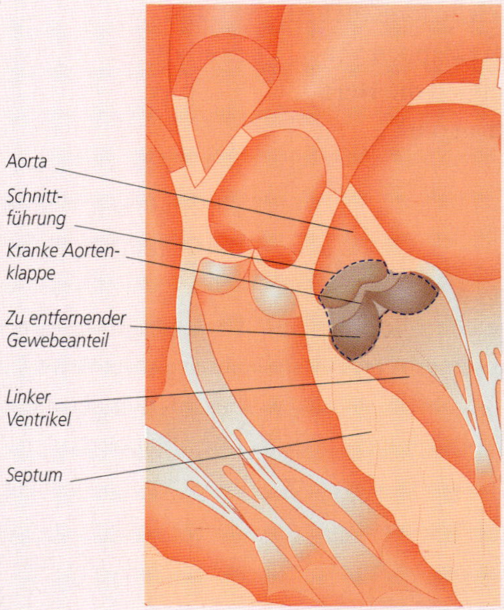

F Welche Bioprothesen gibt es?

Das Material für die ersten Bioprothesen stammte von menschlichen Leichen und wurde entsprechend aufbereitet, um die Übertragung von Infektionen und die Auslösung einer Immunreaktion zu verhindern. Bald aber übertraf die Nachfrage das Angebot bei Weitem; außerdem wurden die Klappen schnell funktionsuntüchtig. Da Schweineherzen dem Menschenherzen sehr ähnlich sind, wurden Bioprothesen aus ihnen entwickelt. Seit Jahrzehnten sind diese Klappen üblich. Neuerdings werden zunehmend Klappen aus Rinderherzen verwendet. Natürlich sind die tierischen Klappen präpariert, um Infektionen oder Immunreaktionen zu vermeiden. In der Regel werden die Klappen mit einem Stent kombiniert (siehe S. 99), um bessere hämodynamische Verhältnisse zu schaffen und die Platzierung zu erleichtern.

F Welche Vorteile haben die Bioprothesen aus Tierherzen?

Ihr Hauptvorteil ist, dass der Patient nur in den ersten drei Monaten nach der OP, wenn die Gefahr der Gerinnselbildung groß ist, gerinnungshemmende Medikamente nehmen muss. Bis dahin hat sich auf der neuen Klappe ein Überzug aus körpereigenem Gewebe gebildet und die Gefahr ist gebannt. Die Strömungseigenschaften gleichen denen der St.-Jude-Doppelflügelklappe (siehe S. 119).

F Welche Nachteile haben die tierischen Klappen?

Der größte Nachteil ist ihre geringere Haltbarkeit. Mit der Zeit nutzen sie sich ab und müssen ggf. ersetzt werden. Das kann bereits fünf Jahre nach der OP der Fall sein. Spätestens 15 Jahre nach dem Eingriff müssen etwa 50 Prozent der tierischen Klappen ausgetauscht werden. Zum Glück kann die allmähliche Abnutzung echokardiographisch (siehe S. 84) überwacht werden, sodass der neuerliche Klappenersatz gut geplant werden kann.

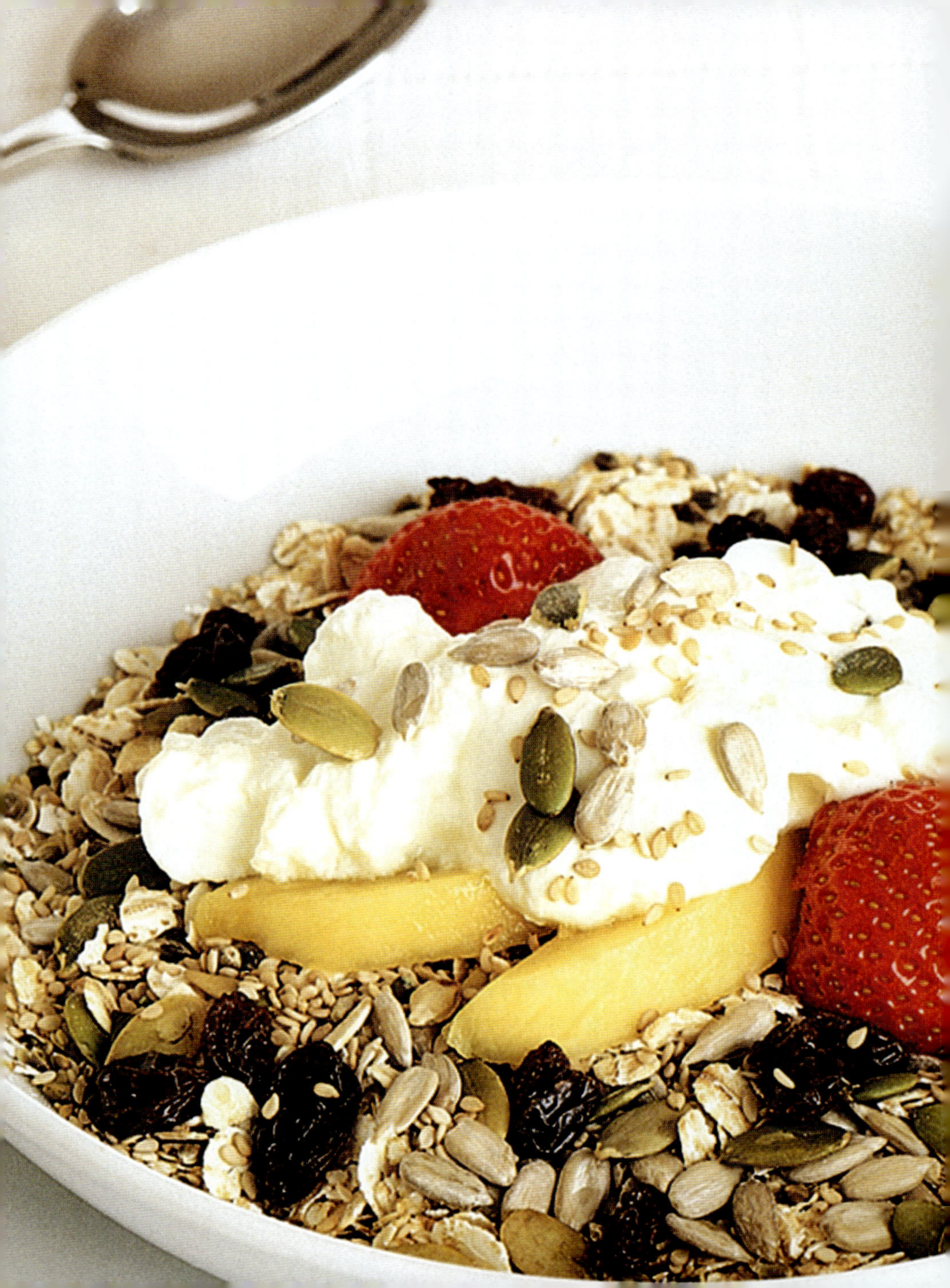

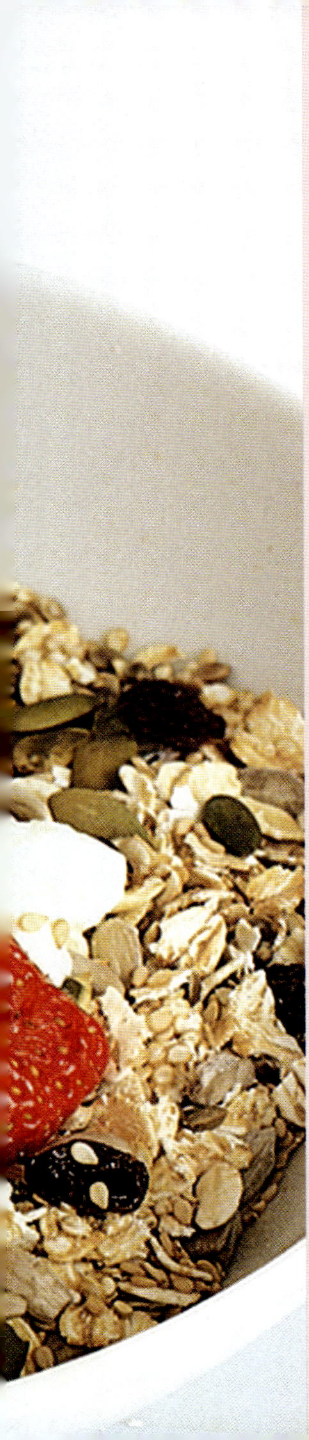

Leben mit der Herzkrankheit

Wenn Sie an koronarer Herzkrankheit erkrankt sind, müssen Sie zunächst einmal mit der Diagnose klarkommen. Mit einiger Unterstützung und guter Betreuung werden Sie jedoch bald optimistisch in die Zukunft blicken. Auch wenn Sie herzkrank sind, können Sie ein zufriedenes Leben genießen! Allerdings müssen Sie künftig auf Ihr Herz achten und Ihre Lebensweise Ihrem Zustand anpassen.

Rehabilitation nach dem Infarkt

F Was geschieht mit mir in den ersten Tagen nach einem Herzinfarkt?

Nach einem akuten Herzinfarkt werden Sie durchschnittlich acht bis neun Tage im Krankenhaus bleiben müssen, damit die Schädigung beurteilt und Arrhythmien beobachtet und behandelt werden können. Man wird Ihre Beschwerden lindern und das Rehabilitationsprogramm mit Ihnen besprechen.

F Wem helfen die Reha-Programme für Herzkranke?

Reha-Programme werden für Patienten nach Herzinfarkt empfohlen, aber auch bei einer koronaren Herzkrankheit ohne Infarkt und nach herzchirurgischen Eingriffen. Sie helfen, wieder ins normale Leben zurückzufinden.

F Was sollen die Programme erreichen?

Das Ziel ist, dass Sie sich schnell und umfassend erholen. Die Programme berücksichtigen die wesentlichen Aspekte der Genesung nach einem Herzinfarkt oder des Lebens mit koronarer Herzkrankheit. Sie üben eine gesündere Lebensweise ein, damit Ihr Herz möglichst fit bleibt. Oft wird durch die Rehabilitationsmaßnahmen und die Maßnahmen, die Sie dort für Ihren Alltag erlernen, die Prognose nach einem Herzinfarkt verbessert.

F Wer ist für meine Nachbehandlung zuständig?

Ihr Kardiologe wird weiterhin Ihr Herz und Ihren Allgemeinzustand überwachen und Ihnen die richtigen Medikamente verordnen. Der Hausarzt begleitet die Fortschritte Ihrer Genesung. Beide sind die Ansprechpartner für Ihre Fragen zu Medikamenten und allem, was Sie in Sachen Herz sonst noch erklärt haben möchten.

Ⓕ Wer gehört außerdem zu meinem Reha-Team?

Zum Team gehören neben den Ärzten Physiotherapeuten, die Ihnen die für Sie nützlichen Übungen beibringen, Psychologen und Sozialarbeiter, die sich um die emotionale Seite Ihrer Genesung kümmern, Ernährungsberater sowie Ergotherapeuten, die Sie beraten, wie Sie Ihr häusliches Leben Ihrem Zustand anpassen können. Diese spezialisierten medizinischen Helfer erarbeiten mit Ihnen ein maßgeschneidertes Programm, das Leib und Seele wieder auf die Beine hilft.

Ⓕ Welche Rolle spiele ich in diesem Team?

Sie spielen eine aktive Rolle in diesem Programm, tatsächlich sind Sie ein wichtiger Teil des Teams. Die Spezialisten geben Ihnen die benötigten Informationen, aber an Ihnen liegt es, das empfohlene Programm umzusetzen, damit Ihre Genesung optimal verläuft.

Ⓕ Wie lange dauert so ein Programm?

Das Programm wird Sie während des Heilungsverlaufs begleiten, Sie erhalten Information und Unterstützung – in der Klinik, in der Reha und später zu Hause, aber auch künftig bei der Langzeitbetreuung. Der Aufenthalt in der Reha-Klinik selbst dauert normalerweise drei Wochen. Das Fitnesstraining werden Sie vier bis acht Wochen nach dem Infarkt aufnehmen können.

Ⓕ Was geschieht, wenn ich mit dem Programm beginne?

Das Reha-Programm beginnt bereits in den ersten Tagen in der Klinik. Zunächst wird Ihr körperliches und seelisches Befinden erfragt. Ihr Berater spricht auch Risikofaktoren für die koronare Herzkrankheit an, die zu bedenken sind, etwa Rauchen oder Fettsucht. Sie werden über das geeignete Maß an Training aufgeklärt, über die Rückkehr zur Normalität, die Wiederaufnahme der Berufstätigkeit und die künftigen Aussichten.

F Was erfahre ich über gesunde Lebensweise?

Sie werden über alle Aspekte eines gesunden Lebens aufgeklärt, vor allem über die Maßnahmen für Ihr Herz. Die wichtigsten Punkte sind gesunde Ernährung (zur Cholesterin- und Gewichtsreduktion – siehe S. 147–149), Fitnesstraining (siehe S. 153–155) und eventuell Tabakentwöhnung (siehe S. 151–152). Das Wissen, warum diese Umstellungen notwendig sind, soll Sie motivieren. Außerdem bekommen Sie die nötigen Informationen darüber, wann Sie wieder arbeiten und Auto fahren dürfen.

F Ist das Fitnesstraining der wichtigste Punkt des Reha-Programms?

Ja, unbedingt. Regelmäßiges richtiges Training ist nachweislich entscheidend für eine gelungene Herzrehabilitation. Zunächst wird ein Physiotherapeut ein maßgeschneidertes Trainingsprogramm für Sie erarbeiten. Erkundigen Sie sich auch nach einer Herzsportgruppe in Ihrer Nähe, nach geeigneten Kursen im örtlichen Turnverein und Programmen Ihrer Krankenkasse. Die Angebote hierzu sind vielfältig.

F Und wer gibt mir seelische Unterstützung?

Dieser Punkt der Herzrehabilitation ist in den ersten Tagen der Genesung besonders wichtig. Sozialarbeiter, Psychologen und spezialisierte Pflegekräfte werden Ihnen helfen und Ihnen raten, wie Sie Stress minimieren und bewältigen (siehe S. 158–159) und dadurch die Gefahr eines weiteren Herzinfarkts verringern können. Je nachdem wird man Ihnen eine Einzel- oder Gruppentherapie empfehlen. Freunde und Angehörige können Ihnen ebenfalls helfen, mit Ihrem Zustand klarzukommen und nach vorn zu blicken. All dies genügt aber oft nicht, denn viele Menschen entwickeln nach einem Infarkt eine behandlungsbedürftige Depression (siehe S. 160–161). Schämen Sie sich nicht, fachärztliche Hilfe zu suchen!

KARDIOLOGISCHE REHABILITATIONSPROGRAMME

Nach einem Herzinfarkt und wenn Sie unter einer koronaren Herzkrankheit leiden, verbessert ein Reha-Programm Ihre Prognose und zeigt Ihnen Wege zu einer physisch und emotional gesunden Lebensweise auf, die auch im Alltag gut umzusetzen sind.

Ein Team von Spezialisten für Herzgesundheit erarbeitet hierzu mit Ihnen ein maßgeschneidertes Programm.

Anfangs werden Ihr körperliches sowie Ihr seelisches Befinden sorgfältig beobachtet und erfragt. In den ersten Tagen nach einem Infarkt werden Sie seelischen Beistand und Aufklärung darüber gebrauchen können, an welchen Risiken Sie zukünftig arbeiten müssen, etwa Rauchen, erhöhte Blutfettwerte oder Übergewicht.

Später ist eine umfassende Nachsorge unerlässlich. Wertvolle Hilfe und Ermutigung können Angehörige und Freunde, das medizinische Team und betroffene Patienten geben. Wichtige Punkte Ihres Reha-Programms sind:

GESUNDHEITSERZIEHUNG Sie erhalten Ratschläge für ein gesünderes Leben, angemessene Aktivitäten und Hilfe bei der Lösung von Problemen wie der Rückkehr in den Beruf oder Autofahren.

FITNESSTRAINING Regelmäßige körperliche Aktivität ist der Schlüssel zur erfolgreichen Herzrehabilitation. Physiotherapeuten und weitere qualifizierte Helfer kontrollieren Ihr Training.

EMOTIONALER BEISTAND Psychologen, Sozialarbeiter und spezialisierte Pflegekräfte unterstützen Sie; Sie lernen, wie Sie Stress verringern können.

VERHALTENSÄNDERUNG Sie erlernen nicht nur einen besseren Umgang mit Stress, sondern arbeiten daran, sich das Rauchen abzugewöhnen, Ihr Gewicht zu reduzieren und Ihre Blutfette zu normalisieren, indem Sie Ihr Essverhalten ändern.

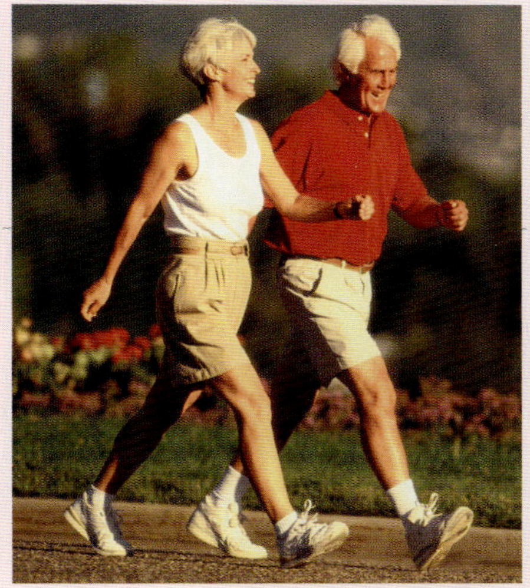

Mythos »Nach einem Herzinfarkt ist ein normales Leben nicht mehr möglich.«

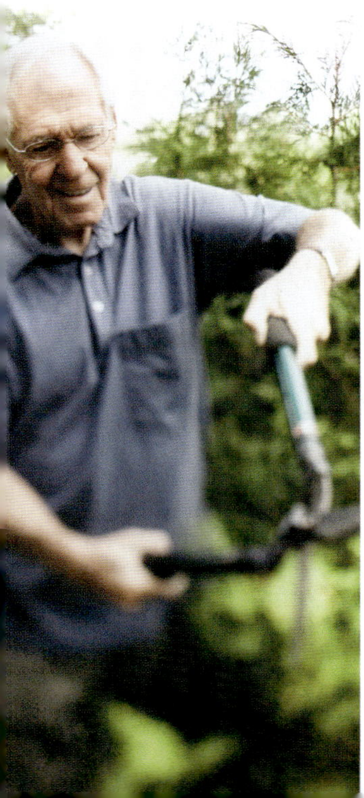

Wahrheit Die meisten Menschen, die einen Infarkt erlitten haben, können nach relativ kurzer Zeit ihren Beruf wieder ausüben und ihre gewohnten Aktivitäten aufnehmen – also Sport, Sex, Geselligkeit usw. Wenn Sie früher ungesund lebten, können Sie sich jetzt auf ein gesünderes Leben umstellen. Das zahlt sich aus: nicht nur, weil das Herz gesünder bleibt, sondern auch, weil Sie leistungsfähiger und optimistischer sind.

F Was geschieht nach der Entlassung aus der Klinik?

Es mag Sie verunsichern, den schützenden und tröstlichen Rahmen der Klinik verlassen zu müssen. Deshalb sollten Sie dafür Sorge tragen, dass in den ersten Tagen jemand zu Hause ist, der sich um Sie kümmert. Vielleicht kann Ihr Hausarzt Sie auch dabei unterstützen, dass ein ambulanter Pflegedienst Sie betreut. Nach ein paar Wochen werden Sie mit dem Reha-Sport beginnen können, der Ihrem Zustand entsprechen muss. Wenden Sie sich mit Problemen ruhig an Ihren Arzt oder an das kardiologische Team, wenn Sie sich alleingelassen fühlen und Hilfe brauchen.

F Werden spezielle Untersuchungen erforderlich sein?

Ihr Blutdruck wird regelmäßig gemessen und wahrscheinlich werden periodisch Blutuntersuchungen erfolgen, etwa um die Cholesterinwerte zu bestimmen. Vielleicht wird ein Belastungs-EKG oder ein Echokardiogramm aufgezeichnet (siehe S. 84–85), um den Zustand Ihres Herzens nach dem Infarkt zu beurteilen.

F Welche Medikamente werde ich nehmen müssen?

Sie bekommen Medikamente verschrieben, die das Risiko eines weiteren Infarkts mindern. Diese werden Sie auf lange Sicht nehmen müssen. Vielleicht müssen Sie Acetylsalicylsäure und/oder Clopidogrel schlucken, um die erneute Bildung eines Blutgerinnsels und eine weitere Blockade der Herzkranzgefäße zu verhindern. Sie werden auch einen Cholesterinsenker benötigen (siehe S. 102–104). Eventuell verschreibt der Arzt Ihnen einen ACE-Hemmer, der die Förderleistung Ihres Herzens verbessert, falls der Herzmuskel durch den Infarkt geschwächt wurde. Betablocker werden nach einem Infarkt routinemäßig verschrieben, um eine weitere Herzattacke zu verhüten (siehe S. 106–107).

F Warum ist die konsequente medikamentöse Therapie so wichtig?

Wenn Sie Ihre Medikamente nicht nehmen, erhöhen Sie das Risiko für weitere krankhafte Veränderungen Ihres Herzens. Falls Sie ein bestimmtes Medikament nicht gut vertragen, sprechen Sie mit Ihrem Arzt, der Ihnen ein anderes, geeigneteres Präparat verschreiben kann.

F Was muss ich über meine Medikamente wissen?

Wenn Sie wissen, warum Sie Ihre Medikamente nehmen müssen und wie sie wirken, sind Sie therapiebewusster. Fragen Sie Ihren Arzt nach unerwünschten Wirkungen und wie Sie sich gegebenenfalls verhalten sollen. Achten Sie darauf, Ihre Medikamente richtig zu nehmen – zum Beispiel vor oder nach dem Essen. Wenn Sie diesbezüglich Fragen haben, wenden Sie sich an Ihren Arzt.

F Was kann ich tun, damit ich meine Medikamente regelmäßig nehme?

Es kann ziemlich aufwendig sein, verschiedene Medikamente nehmen zu müssen, aber wenn Sie systematisch vorgehen, können Sie Ihre Therapie mit einem Minimum an Stress durchziehen. Bereiten Sie möglichst abends Ihre Pillenrationen für den folgenden Tag vor, dabei kann Ihnen eine praktische Dosierbox helfen. Sinnvoll ist es, wenn Sie Ihre Medikamente immer zur gleichen Tageszeit einnehmen. Die Medikation muss zu Ihrer täglichen Routine gehören wie das Zähneputzen.

F Wie gehe ich mit Niedergeschlagenheit und Lustlosigkeit um?

Es ist ganz normal, dass Sie sich nach einem Herzinfarkt niedergeschlagen und ängstlich fühlen. Schätzungsweise einer von vier Infarktpatienten leidet an einer Depression. Sie haben dann keine Lust, die empfohlenen Umstellungen Ihrer Lebensweise vorzunehmen. Sie müssen erkennen, wann Sie Hilfe brauchen. Wenn Sie eine klinische Depression haben, müssen Sie vielleicht mit einem Antidepressivum behandelt werden (siehe S. 160–161).

Ⓕ Wie funktioniert die Rückkehr zur Normalität?

Lassen Sie in den ersten Tagen zu Hause alles langsam angehen. Waschen Sie sich morgens wie gewohnt und kleiden Sie sich an. Leichte Hausarbeit, etwa eine kleine Zwischenmahlzeit zubereiten, später das Geschirr spülen – solche Beschäftigungen helfen Ihnen bei der Rückkehr in den Alltag. Es gibt keine allgemeingültigen Regeln für den Wiedereinstieg in den Beruf, fürs Autofahren oder sonstige Tätigkeiten. Ein paar Verhaltensregeln vonseiten Ihres Hausarztes oder Kardiologen sind jedoch auf jeden Fall nützlich (siehe auch S. 153–157).

Ⓕ Wann darf ich wieder Auto fahren?

Eine Faustregel besagt, sich nach einem Herzinfarkt vier Wochen lang nicht ans Steuer zu setzen. Danach müssen Sie mit Ihrem Arzt klären, ob etwas dagegen spricht, dass Sie wieder chauffieren. Falls Sie beim Autofahren Angina-Pectoris-Beschwerden bekommen (siehe S. 55), sollten Sie Ihren Arzt konsultieren und erst wieder fahren, wenn die Symptome unter Kontrolle sind.

Ⓕ Wann darf ich wieder arbeiten gehen?

Die Arbeitsfähigkeit hängt von verschiedenen Faktoren ab: von Ihrer Verfassung, ob Ihre Symptome unter Kontrolle sind, von Ihrer finanziellen Situation und von der Art Ihrer Arbeit. Besprechen Sie das mit Ihrem Arzt und Ihrem Arbeitgeber. Vielleicht können Sie leichte Tätigkeiten schon nach sechs Wochen ausüben – aber körperlich anstrengende Arbeit erst später. Eine stundenweise Wiedereingliederung bis zur regulären Arbeitszeit ist ideal. Vielleicht kann Ihr Arbeitgeber Ihnen eine andere oder weniger belastende Aufgabe zuweisen. Manche großen Firmen haben einen werksärztlichen Dienst, der Sie beraten kann. Wenn Sie sich dem Rentenalter nähern, können Sie vielleicht vorzeitig ausscheiden.

Herzgesund leben

F Was kann ich Gutes für mein Herz tun?

Falls Sie an koronarer Herzkrankheit leiden (siehe S. 54) – vielleicht haben Sie Angina Pectoris (siehe S. 55) oder hatten einen Herzinfarkt (siehe S. 57) –, müssen Sie Sorge dafür tragen, so gesund wie möglich zu leben. Von vielen empfohlenen Veränderungen profitiert nicht nur Ihr Herz, sondern Sie werden sich insgesamt gesünder, glücklicher und ausgeglichener fühlen.

F Was versteht man unter Lifestyle-Änderungen?

Lifestyle ist ein wahrscheinlich überstrapazierter, dehnbarer Begriff, zu Deutsch: Lebensweise. Er beschreibt, wie Ihr Leben im Alltag verläuft: Schlaf, Essen und Trinken, Sex, Sport, außerdem Muße und Geselligkeit. Lifestyle bezieht sich auch auf das Tempo Ihres Alltags: Wenn Sie sehr geschäftig sind und wenig Zeit haben, sich zu entspannen, müssen Sie wohl einiges ändern.

F Welche Änderungen muss ich vornehmen?

Einige Änderungen der Lebensweise dienen der Gesunderhaltung von Herz und Kreislauf. Falls Sie rauchen, steht die Tabakentwöhnung im Vordergrund. Ebenfalls sehr wichtig ist eine gesunde Ernährung, damit Sie das richtige Gewicht und normale Blutfette haben.

F Und was ist mit Sport?

Ein Herzleiden bedeutet nicht, dass Sie keinen Sport treiben dürfen. Ihr Herz profitiert nämlich von der richtigen sportlichen Betätigung, Ihre Gesundheit und Ihr Allgemeinbefinden ebenfalls. Lassen Sie sich kompetent beraten, welche Sportart für Sie geeignet ist und wie Sie Ihr Fitnesstraining nach und nach so aufbauen, dass es schließlich zu Ihrem normalen Alltag gehört.

F Wie gehe ich mit Stress um?

Die Erkenntnis, dass Sie herzkrank sind, und die Herausforderungen des Alltags können dazu führen, dass Sie sich gestresst fühlen. Bedenken Sie, dass zu viel Stress den Blutdruck in die Höhe treiben und Ihr Befinden beeinträchtigen kann. Sie müssen lernen, stressige Situationen rechtzeitig zu erkennen und sich dagegen zu wappnen. Dann werden Sie entspannter sein und Ihre Blutdruckwerte bleiben im grünen Bereich. Durch konsequentes Fitnesstraining und tägliches Entspannen lernen Sie, Ihren Stress in Grenzen zu halten.

DER WEG ZUM GESUNDHEITSBEWUSSTEN VERHALTEN

Die im Folgenden aufgelisteten Verhaltensregeln helfen Ihnen dabei, gesund zu bleiben – ob Sie nun unter Herzproblemen leiden oder nicht. Halten Sie sich unbedingt daran. Wenn Ihnen das schwerfällt, lassen Sie sich dabei unterstützen. Die Tipps ergänzen Ihre medikamentöse Behandlung und mindern Ihr Risiko für künftige Herzprobleme.

Rauchen Sie nicht mehr – das mindert Ihr Herzerkrankungsrisiko.

Achten Sie auf ein gesundes Gewicht.

Ernähren Sie sich ausgewogen – mit wenig Salz, gesättigten Fetten, Zucker.

Achten Sie auf Ihre Cholesterinwerte.

Befolgen Sie ein regelmäßiges (medizinisches) Fitnesstraining.

Sorgen Sie für innere Ruhe.

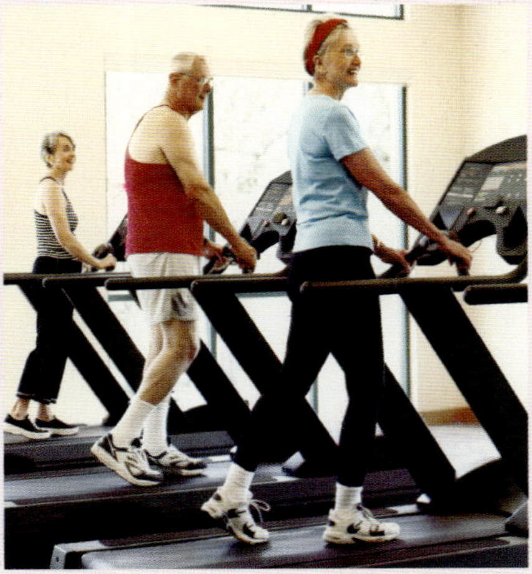

Das richtige Körpergewicht

F Wie wird mein Gewicht bestimmt?

Ihr Körpergewicht ist nicht bloß der Wert, den Ihre Waage Ihnen anzeigt. Vielmehr muss geprüft werden, ob Sie das richtige Gewicht bezogen auf Ihre Körpergröße haben; außerdem müssen Körperbau und Fettverteilung berücksichtigt werden. Deshalb wird außer dem sogenannten Body-Mass-Index – das ist das Gewicht, bezogen auf die Körperlänge (siehe S. 136–137) – eventuell auch das Verhältnis vom Taillen- zum Hüftumfang bestimmt. Anhand dieses Taillen-Hüft-Quotienten erkennt man die Verteilung des Körperfetts.

F Warum wird mein Taillenumfang gemessen?

Man hat festgestellt, dass die Körperform eines Menschen verlässliche Hinweise auf sein Risiko geben kann, eine Herzkrankheit zu bekommen. Dabei unterscheidet man die Hauptformen »apfelförmig« und »birnenförmig« sowie Mischformen. Am besten lässt sich der Typ durch Messen des Taillen- und Hüftumfangs bestimmen.

F Welcher Typ hat das größere Risiko?

Die Apfelform. Sie entsteht durch Ansammlung von Fett um die Taille und findet sich auffallend häufig bei koronarer Herzkrankheit und bei Kreislauferkrankungen – selbst wenn das Gesamtgewicht des Patienten normal ist. Somit ist die Apfelform riskanter als die typische Birnenform, die gesünder ist und eher bei Frauen vorkommt. Bei der Birnenform sammelt sich das Fett am Gesäß, an den Hüften und den Oberschenkeln.

F Wie messe ich den Taillenumfang?

Messen Sie morgens vor dem Frühstück und stellen Sie sich am besten vor einen Spiegel, damit Sie auch wirklich gerade stehen. Legen Sie ein Maßband einmal locker um die Taille, also in der Mitte zwischen Hüftknochen und unterem Rippenbogen. Gewöhnlich ist das in Nabelhöhe. Sie sollten beim Messen leicht ausatmen, aber natürlich nicht den Bauch einziehen.

F Was ist ein normaler Taillenumfang?

Der Taillenumfang sollte bei mittelgroßen Personen höchstens 94 cm (Männer) bzw. 80 cm (Frauen) betragen. Oberhalb dieser Werte besteht ein erhöhtes Risiko für Herzkrankheiten, vor allem ab 102 cm bei Männern und ab 88 cm bei Frauen. Am aussagekräftigsten ist der Taillenumfang, wenn Sie einen BMI von über 27 haben.

F Spielt das Zahlenverhältnis Taille zu Hüfte eine Rolle?

Auch der Taillen-Hüft-Quotient kann auf ein Herzerkrankungsrisiko hinweisen. Hierzu messen Sie den Umfang der Taille und der Hüften an der dicksten Stelle und teilen das Taillen- durch das Hüftmaß. Ein Beispiel: Sie haben einen Taillenumfang von 80 cm und einen Hüftumfang von 107 cm. 80 cm geteilt durch 107 cm, das ergibt einen Quotienten von 0,75 – ein guter Wert. Die Gefahrenzone beginnt mit einem Quotienten von 0,95 bei Männern und von 0,85 bei Frauen.

F Stimmt es, dass auch die Konstitution beim Gewicht eine Rolle spielt?

Ja, wahrscheinlich. Man unterscheidet grob drei Konstitutionstypen: leicht, mittel und schwer. Diesen liegen Mittelwerte aus Messungen der Knochengröße, -masse und -dichte und der Muskelmasse zugrunde. Welcher Konstitutionstyp Sie sind, lässt sich durch Messung des Handgelenkumfangs oder des Abstands der Ellbogenkondylen (siehe S. 138) annähernd feststellen.

Der Body-Mass-Index

In den 1950er- und 1960er-Jahren, als praktizierende und forschende Mediziner anhand von Zahlen festlegen wollten, wann ein Mensch dick oder dünn sei, kamen sie auf den Body-Mass-Index (BMI), den der belgische Mathematiker Adolphe Quételet im 19. Jahrhundert ausgetüftelt hatte. Der BMI wurde das einfache Mittel zum Nachweis von Übergewicht und Fettsucht. Allerdings ist dieses Instrument nicht sonderlich genau und hat eine Reihe von Mängeln – z. B. berücksichtigt es nicht die Konstitution eines Menschen und ist nicht 1 : 1 bei Kindern anwendbar.

DIE VERSCHIEDENEN BMI-WERTE

Außer der BMI-Bestimmung nutzen Ärzte oft auch den Quotienten aus Taillen- und Hüftumfang (siehe S. 135) sowie den Konstitutionstyp (siehe S. 138–139), um sich ein Bild von der Gefährdung eines Patienten durch Übergewicht zu machen.

Die Weltgesundheitsorganisation hat folgende Klassifikation der BMI-Werte veröffentlicht:

BMI unter 18,5 – Untergewicht
BMI 18,5 bis 24,9 – Normalgewicht
BMI 25 bis 29,9 – Übergewicht
BMI 30 bis 39,9 – Fettsucht (Adipositas).
Ein BMI über 40 bedeutet eine extreme Adipositas, das heißt, der Betroffene ist krankhaft fettsüchtig.

Als Faustregel gilt: Bei einem BMI über 25 müssen Sie abnehmen, um Ihr Herz-Kreislauf-Risiko und weitere schwere Risiken zu verringern. Zu diesen Risiken gehört Diabetes (eine Erkrankung, die selbst ebenfalls ein Risiko für Herzkrankheit darstellt) und einige Krebserkrankungen. Bei einem BMI über 30 ist das Abspecken noch dringender geboten.

Allerdings gibt es ein paar Ausnahmen von der Regel. Zum Beispiel gelten die Standard-BMI-Werte nicht bei Kindern, denn ihr Körper verändert sich noch stark. Auch bei Schwangeren und bei stillenden Müttern sind die BMI-Werte nicht genau, ebenso können sie bei über 60-Jährigen wegen des Verlusts an Knochenmasse ungenau werden. Auch bei Leistungssportlern und anderen muskulösen Personen sind die Werte unzuverlässig, denn Muskelmasse wiegt schwerer als Fett.

DER BODY-MASS-INDEX

Um Ihren BMI zu berechnen, wiegen Sie sich morgens vor dem Frühstück und messen dann exakt Ihre Körperlänge. Stellen Sie sich mit dem Rücken an eine Wand, richten sich gerade auf und messen Sie die Höhe des Scheitelpunktes. Sie rechnen:

BMI = Körpergewicht in kg geteilt durch Quadrat der Körperlänge in m

Beispiel:
Sie sind 156 cm groß
und wiegen 70 kg.

BMI = 70 : $(1{,}56)^2$ = 28,8
Dieser Wert bedeutet Übergewicht.

Eine grobe Orientierung gibt die folgende Grafik:

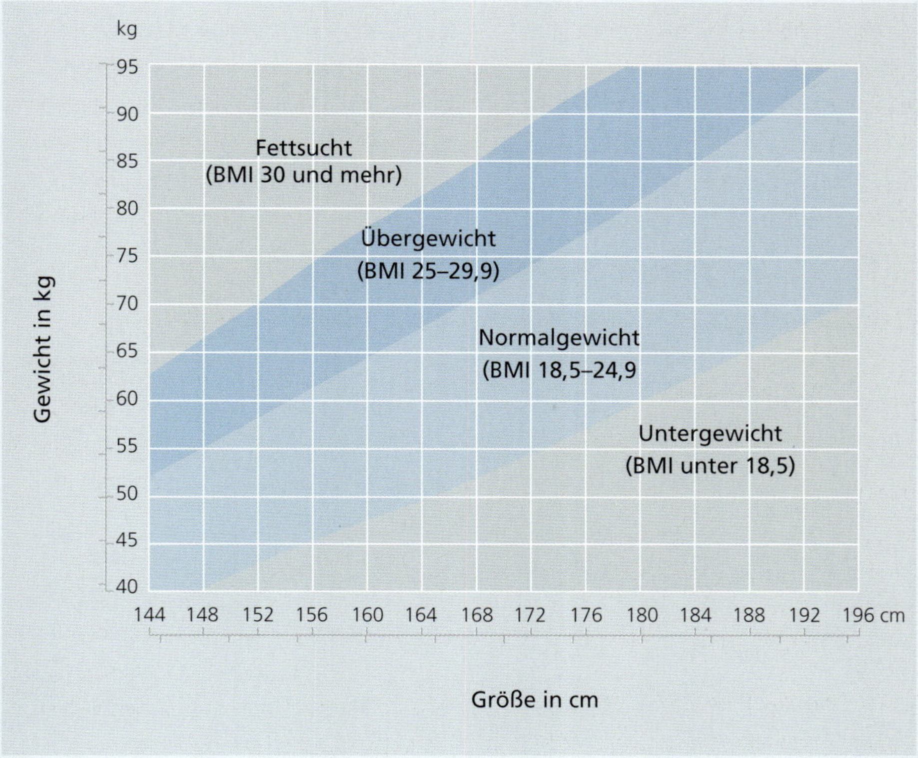

Haben Sie Normalgewicht?

Das BMI-System zur Bestimmung des individuell richtigen Gewichts berücksichtigt leider nicht den Konstitutionstyp. Der Tabelle auf der Seite gegenüber können Sie Ihr optimales Gewicht bezogen auf Körperlänge und Konstitutionstyp entnehmen, also für Leichtgewichte, Mittelgewichte und Schwergewichte. Ihren Konstitutionstyp bestimmen Sie, in dem Sie den Handgelenksumfang oder die Breite des Ellenbogens (siehe unten) vermessen. Beide Werte sind zum Konstitutionstyp proportional.

DIE ELLENBOGENVERMESSUNG

Die Ellbogenbreite messen Sie folgendermaßen: Sie strecken einen Arm vor sich und beugen ihn im rechten Winkel. Dann tasten Sie die beiden knöchernen Höcker des Ellenbogengelenks und messen den Abstand dazwischen. Vergleichen Sie den gemessenen Wert mit der Tabelle unten auf dieser Seite. Liegt Ihr Messwert im Bereich der angegebenen Körpergröße, dann sind Sie ein Mittelgewicht. Liegt er darunter, haben Sie eher eine zarte, liegt er darüber, eine kräftige Konstitution.
Im zweiten Schritt prüfen Sie Ihr Gewicht anhand der großen Tabelle rechts.

ELLENBOGENVERMESSUNG ZUM BESTIMMEN DES MITTLEREN KONSTITUTIONSTYPS

Männer	Ellenbogenvermessung	Frauen	Ellenbogenvermessung
157,5–160 cm	6,3–7,3 cm	**147–150 cm**	5,7–6,3 cm
162,5–170 cm	6,7–7,3 cm	**152,5–160 cm**	5,7–6,3 cm
173–180 cm	7–7,5 cm	**162,5–170 cm**	6–6,7 cm
183–190,5 cm	7–7,9 cm	**172,7–180 cm**	6–6,7 cm
193 cm	7,3–8,3 cm	**183 cm**	6,4–7 cm

FRAUEN	**Konstitutionstyp**		
Körper-länge	**leicht**	**mittel**	**schwer**
147 cm	46,2–50,3 kg	49,4–54,8 kg	53,5–59,3 kg
150 cm	46,7–51,2 kg	50,3–55,7 kg	54,4–60,7 kg
152,5 cm	47,1–52,1 kg	51,2–57,1 kg	55,3–62,1 kg
155 cm	48–53,5 kg	52,1–58,4 kg	56,6–63,4 kg
157,5 cm	48,9–54,8 kg	53,5–59,8 kg	58–64,8 kg
160 cm	50,3–56,2 kg	54,8–61,2 kg	59,3–66,6 kg
162,5 cm	56,1–57,5 kg	56,2–62,5 kg	60,7–68,4 kg
165 cm	53–58,9 kg	57,5–63,9 kg	62,1–70,2 kg
167,5 cm	54,4–60,2 kg	58,9–65,2 kg	63,4–72 kg
170 cm	55,7–61,6 kg	60,2–66,6 kg	64,8–73,8 kg
172,7 cm	57,1–63 kg	61,6–68 kg	66,1–75,7 kg
175,2 cm	58,4–64,3 kg	63–69,3 kg	67,5–77 kg
177,8 cm	59,8–65,2 kg	64,3–70,7 kg	68,9–78,4 kg
180 cm	61,2–67 kg	65,2–72 kg	70,2–79,7 kg
183 cm	62,5–68,4 kg	67–73,4 kg	71,6–81,1 kg

MÄNNER	**Konstitutionstyp**		
Körper-länge	**leicht**	**mittel**	**schwer**
157,5 cm	58–60,7 kg	59,3–63,9 kg	62,5–68 kg
160 cm	58,9–61,6 kg	60,2–64,8 kg	63,4–69,3 kg
162,5 cm	59,8–62,5 kg	61,2–65,2 kg	64,3–70,7 kg
165 cm	60,7–63,4 kg	62,1–67 kg	65,2–72,5 kg
167,5 cm	61,6–64,3 kg	63–68,4 kg	66,1–74,3 kg
170 cm	62,5–65,2 kg	64,3–69,8 kg	67,5–76,1 kg
172,7 cm	63,4–67 kg	65,2–71,1 kg	68,9–77,9 kg
175,2 cm	64,3–68,4 kg	67–72,5 kg	70,2–79,7 kg
177,8 cm	65,2–69,8 kg	68,4–73,8 kg	76,1–81,6 kg
180 cm	66,1–71,1 kg	69,8–75,2 kg	72,9–83,3 kg
183 cm	67,5–72,5 kg	71,1–77 kg	74,3–85,2 kg
185,5 cm	68,9–74,3 kg	72,5–78,8 kg	76,1–87 kg
188 cm	70,2–76,1 kg	74,3–80,6 kg	77,9–89,2 kg
190,5 cm	76,1–77,9 kg	75,7–82,4 kg	79,7–91,5 kg
193 cm	73,4–79,7 kg	77,5–84,7 kg	82–93,8 kg

Gesunde Ernährung

Ⓕ Was versteht man unter gesunder Ernährung?

Optimal ist eine gesunde, ausgewogene Ernährung, die den Körper mit allen Nährstoffen versorgt und dabei wenig Fette – vor allem gesättigte Fette –, Zucker und Salz enthält. Eine solche ausgewogene Kost ist nicht nur gut für Ihr Herz, sondern sorgt auch dafür, dass Sie sich ausgesprochen gesund und fit fühlen.

Ⓕ Welche Kohlenhydrate sind besonders gesund?

Kohlenhydrate sind in Gemüse, Obst und Getreide enthalten und bilden die Grundlage einer gesunden Ernährung. Getreideprodukte führen Energie zu und sind als gesunde komplexe Kohlenhydrate und als weniger gesunde einfache Zucker verfügbar.

Ⓕ Welche Vorteile haben die komplexen Kohlenhydrate?

Komplexe Kohlenhydrate (Polysaccharide) sind gesund, weil sie viel Stärke und Ballaststoffe enthalten und einen großen Teil unseres Nährstoffbedarfs decken. Da sie langsam verdaut werden, sättigen sie besser und länger. Vollkornnudeln, Vollkornbrot, Zerealien, Naturreis, Haferflocken, Maisbrot, Buchweizennudeln und Kartoffeln sind gute Polysaccharidquellen.

Ⓕ Warum sind einfache Kohlenhydrate weniger gesund?

Einfache Kohlenhydrate enthalten aufgrund ihrer Verarbeitung und Veredelung deutlich weniger Ballast- und Nährstoffe (Vitamine, Kalzium und andere Mineralstoffe). Einfache Kohlenhydrate sind »leere« Nahrungsmittel, die Energiefreisetzung geschieht rasch, sodass das Sättigungsgefühl nicht lange anhält. Einfache Kohlenhydrate sind Produkte aus Weißmehl – Nudeln, Brot, Kuchen, Kekse, Desserts – und Zucker.

F Wozu sind Obst und Gemüse gut?

Sie sind ein wichtiger Bestandteil gesunder Ernährung, da sie uns mit Nährstoffen und Ballaststoffen versorgen. Mindestens fünf Portionen Obst und Gemüse täglich sollen das Risiko der koronaren Herzkrankheit mindern. Auch bei bestehenden Herzkrankheiten ist das gut für Ihr Herz und für Ihr Allgemeinbefinden. Obst und Gemüse können frisch, tiefgekühlt, getrocknet und teilweise als Konserve verwendet werden. Essen Sie Obst wegen der Ballaststoffe möglichst ungeschält.

F Wie viel ist das: »eine Portion« Obst oder Gemüse?

Eine Portion entspricht etwa 80 g essbarer Substanz (bei Dosenware Abtropfgewicht). Bei Gemüse sind das z. B. zwei Brokkolistängel, drei gehäufte Esslöffel rohe Karottenscheiben, acht Blumenkohlröschen, eine Handvoll Zuckererbsen, drei Esslöffel gemischtes Tiefkühlgemüse, drei gehäufte Esslöffel Tiefkühlerbsen oder ein Maiskolben. Beispiele für Obst: ein mittelgroßer Apfel, drei ganze getrocknete Aprikosen, eine mittelgroße Banane, zwei Clementinen, vier gehäufte Esslöffel schwarze Johannisbeeren, eine halbe Grapefruit, eine Handvoll Weintrauben oder sieben frische Erdbeeren.

F Wie wirken Ballaststoffe?

Zu den Ballaststoffen zählen die (löslichen) natürlichen Quellstoffe und die Faserstoffe. Zur Senkung der Blutfette tragen die löslichen Ballaststoffe in Bohnen und Linsen bei, desgleichen in Haferflocken, weshalb Porridge ein gesundes, sättigendes Frühstück ist. Unlösliche Faserstoffe wie in Naturreis, Vollkornprodukten, Obst und Gemüse werden im Darm nicht absorbiert, sondern putzen ihn, werden unverdaut ausgeschieden und bewahren vor Verstopfung. Ballaststoffreiche Lebensmittel machen satt und verhindern das Naschen zwischendurch.

Herzgesunde Ernährung

Es gibt verschiedene diätetische Maßnahmen, die Ihrem Herzen guttun. Abgesehen von der gesunden, abwechslungsreichen Kost (siehe S. 140–141) mit einem hohem Anteil an komplexen Kohlenhydraten sollten Sie die hier aufgelisteten einfachen Regeln befolgen, die Ihr Herz funktionstüchtig erhalten können. Über spezielle Aspekte wie eine gewichtsreduzierende, cholesterinsenkende und salzarme Ernährung lesen Sie auf den Seiten 147–150.

SO BLEIBT IHR HERZ FUNKTIONSTÜCHTIG

ESSEN SIE VIEL GEMÜSE UND OBST!
Der reichliche Verzehr von vielerlei Gemüse und Obst – täglich mindestens fünf Portionen – ist gut für Ihr Herz.

ESSEN SIE VIEL BALLASTSTOFFE!
Essen Sie quellstoff- und faserreiche Lebensmittel (siehe S. 141) – und bedenken Sie: Die Quellstoffe in Bohnen und Linsen können den Cholesterinspiegel senken.

SPAREN SIE AM FETT!
Der Fettanteil in Ihrer Kost sollte nicht mehr als 30 Prozent der Gesamtenergiezufuhr betragen, davon sollte maximal ein Drittel aus gesättigten Fetten bestehen. Cholesterin verursacht Fettablagerungen (Atherome oder Plaques) in den Arterien (siehe S. 38–39). Ungesättigte Fette senken den Gehalt an ungesundem LDL-Cholesterin und schützen dadurch Ihre Herzkranzgefäße.

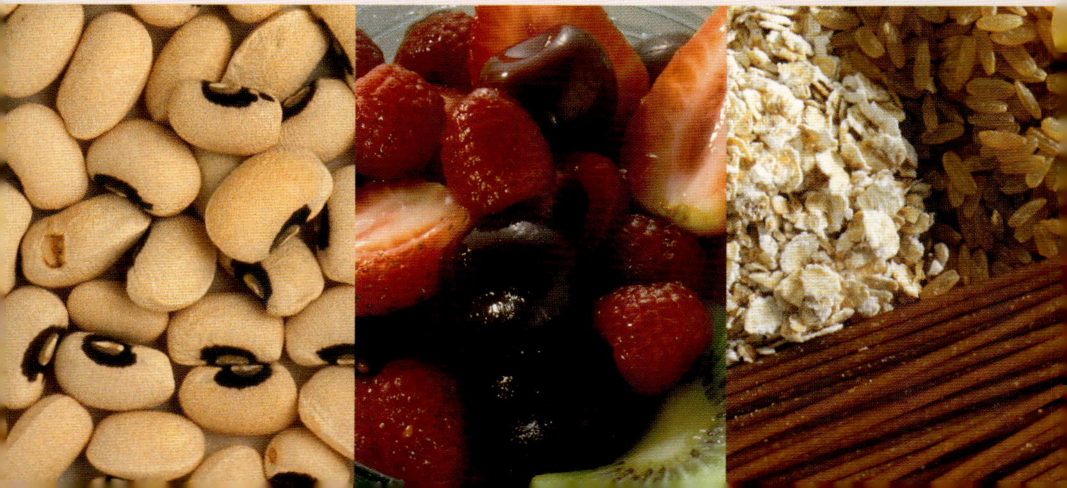

ESSEN SIE MEHR FISCH!

Fisch ist reich an Eiweiß, Vitaminen und Mineralstoffen. Fette Fische – Lachs, Sardinen, Makrelen, frischer Thunfisch – enthalten die herzgesunden Omega-3-Fettsäuren. Empfohlen wird, zweimal in der Woche Fisch zu essen, bevorzugt zwei Portionen fetten Seefisch (1 Portion = 140 g). Die Omega-3-Fettsäuren sind mehrfach ungesättigt und sollen vor koronarer Herzkrankheit schützen, indem sie die Triglyzeride im Blut senken. Womöglich bessern sie die Prognose nach Herzinfarkt.

ESSEN SIE WENIGER ZUCKER!

Zucker ist reich an Kalorien und fördert das Übergewicht. Dabei ist raffinierter Zucker ernährungsphysiologisch wertlos. Anders als die komplexen Kohlenhydrate gibt der Zucker in Süßigkeiten und Kuchen einen raschen Energieschub. Meiden Sie gezuckerte Lebensmittel und trinken Sie statt süßer Limonaden und Softdrinks lieber Mineralwasser und andere Durstlöscher wie Kräutertees oder leichte Schorlen.

ESSEN SIE WENIGER SALZ!

Kochsalz in größeren Mengen kann Bluthochdruck begünstigen, der bekanntlich ein Risikofaktor für koronare Herzkrankheit und für Herzinfarkt ist. Der Körper braucht täglich nicht mehr als 5 g Salz, wir verzehren aber mehr als die doppelte Menge. Lassen Sie den Salzstreuer einfach einmal weg!

TRINKEN SIE REICHLICH WASSER!

Wie bei Normalkost braucht Ihr Körper Flüssigkeit, um nicht auszutrocknen, pro Tag etwa 1,2 l, das sind sechs bis acht Gläser Wasser oder andere geeignete Getränke. Bei warmem Wetter ist der Flüssigkeitsbedarf größer.

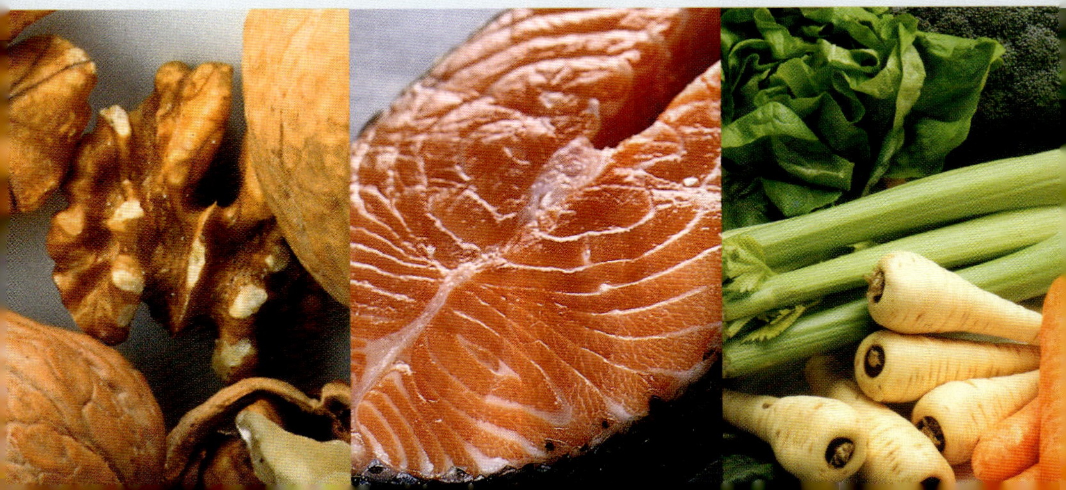

Ⓕ Warum brauche ich Proteine?

Proteine sind für wichtige Körperfunktionen unentbehrlich. Sie bestehen aus Aminosäuren. Einige Aminosäuren bildet der Körper selbst, andere – die essenziellen Aminosäuren – müssen mit der Nahrung zugeführt werden. Proteine in tierischen Lebensmitteln wie Fisch, Fleisch, Milchprodukten und Eiern enthalten alle benötigten essenziellen Aminosäuren, pflanzliche Lebensmittel wie Reis, Linsen, Tofu dagegen nicht. Deshalb ist Mischkost so wichtig.

Ⓕ Nicht alle Fette sind ungesund, oder?

Nein. Für seine normalen Funktionen braucht der Körper auch Fett. Allerdings muss die Fettmenge vertretbar sein und die mit der Nahrung zugeführten Fette sollten möglichst gesund, also ungesättigt sein.

Ⓕ Welche Fette sind ungesund?

Zu viel gesättigte Fette erhöhen den Cholesterinspiegel und damit das Risiko der koronaren Herzkrankheit. Sie finden sich in fettem Fleisch, in Wurst, in wohlschmeckenden Käsesorten und in Butter. Die besonders ungesunden Trans-Fettsäuren (das sind in gesättigte Fette umgewandelte ungesättigte Fette) sind z. B. in bestimmten Backwaren, Pommes frites und Chips enthalten.

Ⓕ Welche Fette sind gesund?

Ungesättigte Fettsäuren. Sie haben eine günstige Wirkung auf die Blutfette. Einfach ungesättigte Fettsäuren senken das LDL-Cholesterin, aber nicht das HDL (siehe S. 38), und sind z. B. in Olivenöl, Walnussöl und Avocados enthalten. Auch Diätmargarine aus diesen Fetten ist im Handel. Mehrfach ungesättigte Fettsäuren, wie Omega-3-Fettsäuren, sind ebenfalls ein wichtiger Teil der Ernährung. Sie können das LDL-Cholesterin senken (aber auch das »gute« HDL) und sind in Sonnenblumenöl, Maiskeimöl und Fischöl enthalten, auch in einigen Diätmargarinen und Brotaufstrichen.

F Wie viel Alkohol darf ich trinken, ohne krank zu werden?

Zu viel Alkohol macht dick und erhöht den Blutdruck. Falls Sie verschreibungspflichtige Medikamente nehmen müssen, lesen Sie den Beipackzettel und fragen Sie Ihren Arzt, ob Sie überhaupt Alkohol trinken dürfen. Reichlicher Alkoholgenuss kann auch unmittelbar das Herz schädigen und zu Herzinsuffizienz führen (siehe S. 47–48). Eine weitere Folge übermäßigen Alkoholkonsums ist die Leberzirrhose mit einer Einschränkung der Leberfunktion. Ein erhöhtes Risiko beginnt für Frauen bei einem täglichen Konsum von 20 g reinem Alkohol, für Männer bei 40 g, das entspricht 0,25 bis 0,5 l Wein.

F Wie kann ich die erlaubte Alkoholmenge ermitteln?

Indem Sie die Flaschenetiketten lesen und ein bisschen rechnen. Obere Grenze pro Tag ist ein »Viertel« Wein für Frauen, die doppelte Menge für Männer. Von harten Getränken entsprechend weniger: Ein einziges Glas Cognac (0,05 l) enthält bereits 20 g Alkohol!

F Was versteht man unter Volumenprozent (Vol.-%) Alkohol?

Das ist ein Maß für den Alkoholgehalt von Wein und Spirituosen. Es bedeutet z. B. für einen Wein von 14 Vol.-%, dass 100 cm³ (ml) dieses Weins 14 cm³ (ml) reinen Alkohol enthalten. Die Grammzahl ergibt sich, wenn man diese Zahl mit dem Faktor 0,8 malnimmt: Das sind 11,2 g.

F Was kann ich tun, wenn ich zu viel trinke?

Wenn Sie unter Stress stehen, trinken Sie vielleicht mehr Alkohol als gewöhnlich. Notieren Sie, wie viele Gläser Alkohol pro Tag Sie trinken. Wenn Sie das empfohlene Maß überschreiten, sollten Sie sich um Abhilfe bemühen: Stress abbauen und den Alkoholkonsum einschränken. Hilfe finden Sie bei verschiedenen Institutionen, z. B. den Anonymen Alkoholikern, den Guttemplern, dem Blauen Kreuz oder bei der Telefonseelsorge.

Mythos »Tee senkt das Infarktrisiko.«

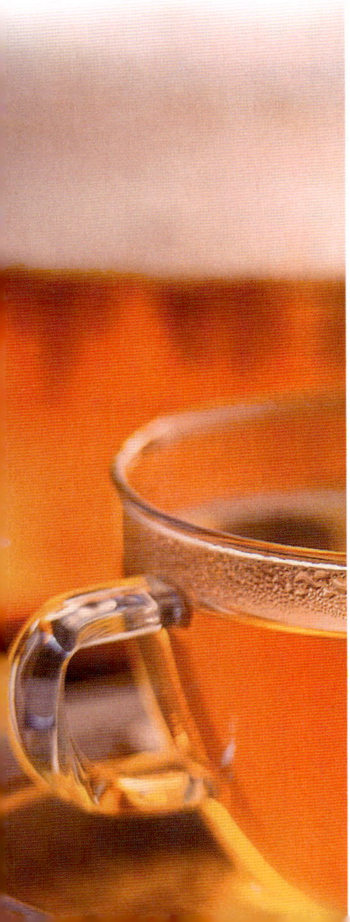

Wahrheit Die Beweislage ist schwierig, aber einige Untersuchungen scheinen darauf hinzudeuten, dass schwarzer und grüner Tee eine gewisse Schutzwirkung entfaltet. Es gibt außerdem Hinweise darauf, dass diese beiden Teesorten bei Menschen mit Herz-Kreislauf-Erkrankungen und nach Herzinfarkt günstige Effekte haben. Dafür werden Polyphenole verantwortlich gemacht, sekundäre Pflanzenstoffe, die im Tee enthalten sind.

Gewichtsabnahme

F Welche Rolle spielt das Körpergewicht für die koronare Herzkrankheit?

Wenn Sie übergewichtig sind, müssen Sie abnehmen. Das senkt Ihren Cholesterinspiegel und Ihren Blutdruck und mindert die Wahrscheinlichkeit an Diabetes zu erkranken – alles Risikofaktoren für die koronare Herzkrankheit. Wenn Sie bereits herzkrank sind, ist ein gesundes Körpergewicht unabdingbar, um das Herz zu entlasten. Haben Sie Angina Pectoris, werden Sie sehen, dass die Symptome schwächer werden, wenn Sie abnehmen.

F Wie soll ich mein Gewicht reduzieren?

Der Weg zu einer gesunden, bleibenden Gewichtsabnahme ist gemächlich und sollte eine Abnahme von 0,5–0,9 kg pro Woche anstreben. Hierzu müssen Sie Ihre Kalorienzufuhr verringern und gleichzeitig ein Sportprogramm absolvieren, um Kalorien zu verbrennen und die Gewichtsabnahme zu unterstützen.

F Wie kann ich meine Ernährung umstellen, um abzunehmen?

Falls Sie nicht schon gesund essen, müssen Sie Ihren Speiseplan ändern. Dabei kann Ihnen eine Ernährungsberatung helfen. Im Allgemeinen nehmen Frauen ab, wenn sie täglich nicht mehr als 1 500 Kalorien zuführen, Männer nicht mehr als 1 800 Kalorien. Zählen Sie aber nicht jede Kalorie, sondern befolgen Sie nur einige einfache Regeln zur Gewichtsabnahme.

F Welche einfachen Regeln sind das?

Essen Sie reichlich komplexe Kohlenhydrate und weniger Milchprodukte. Reduzieren Sie die Portionen von Fleisch und Fisch. Sparen Sie an Fett. Essen Sie weniger Zucker. Kaufen Sie möglichst zucker- und fettarme Produkte. Und verzichten Sie auf Alkohol.

Blutfette senken

Ⓕ Wie finde ich heraus, ob mein Cholesterinspiegel zu hoch ist?

Der Arzt kann Ihnen das nach der Blutuntersuchung sagen. Ihr Ziel sollten hohe HDL-Werte und niedrige LDL-Werte sein (siehe S. 39). Normalwerte sind:

- Gesamtcholesterin < 200 mg/dl
- LDL < 100 mg/dl (optimal: < 70 mg/dl)
- HDL > 40 mg/dl (optimal: > 60 mg/dl)
- Triglyzeride < 200 mg/dl

Triglyzeride gehören genau wie das Cholesterin zur Gruppe der Nahrungsfette und dienen als Energiespeicher. Sie werden zusammen mit dem Cholesterin bestimmt. Bitten Sie Ihren Arzt darum, Ihnen Ihre individuellen Laborwerte im Einzelnen zu erläutern.

Ⓕ Wie kann ich meinen Cholesterinspiegel senken?

Ganz einfach – Sie müssen die Faktoren einschränken, die Ihre Cholesterinwerte erhöhen, nämlich: zu viel gesättigte Fette, Bewegungsmangel, Übergewicht (denn es kann das LDL erhöhen und das HDL senken), außerdem ein Übermaß an Alkohol (siehe S. 145).

Ⓕ Muss ich Medikamente nehmen?

Falls Ihr Cholesterinspiegel zu hoch ist, muss er vielleicht auch medikamentös gesenkt werden (siehe S. 104). Parallel dazu ist eine cholesterinsenkende, fettreduzierte Diät angebracht. Die Nahrungsfette, die Sie wählen, sollten überwiegend ungesättigt sein.

Ⓕ Was ist mit cholesterinreichen Nahrungsmitteln wie Eiern?

Einige Lebensmittel enthalten besonders viel Cholesterin. Hierzu zählen Eier, Leber, Nieren und Krabben. Diese Lebensmittel müssen Sie sich aber nicht ganz verkneifen, solange Sie insgesamt fettarm essen.

F Welche Wirkung haben Ballaststoffe auf den Cholesterinspiegel?

Lösliche Ballaststoffe können das Cholesterin senken, indem sie dessen Aufnahme aus dem Darm ins Blut begrenzen. Bohnen, Erbsen, Mais, Haferflocken, Karotten, Blumenkohl und Äpfel sind reich an solchen Ballaststoffen. Eine ballaststoffreiche Ernährung mindert außerdem die Gier nach fettreichen Süßigkeiten.

F Welche Lebensmittel sind eher fettarm?

Kaufen Sie mit Verstand, meiden Sie Fertigprodukte! Bevorzugen Sie fettarme Milch, Joghurt und Quark mit 1,5 % Fettgehalt sowie magere Käsesorten. Lesen Sie kritisch die Angaben der Inhaltsstoffe auf den Etiketten. Cholesterinfrei bedeutet nicht unbedingt fettfrei.

F Wie viel Fett darf ich überhaupt essen?

Natürlich braucht der Körper auch Fett, aber zu viel ist ungesund. Zur Orientierung: Bei einer täglichen Energiezufuhr von 1 500 Kalorien sollte der Gesamtfettgehalt höchstens 57 g betragen, davon nicht mehr als 15 g in Form gesättigter Fette. Bei 1 800 Kalorien sind die entsprechenden Mengen 68 g, davon 18 g gesättigte Fette.

SO ESSEN SIE FETTARM UND GESUND!

- Kochen, dünsten, dämpfen und grillen Sie fettarm. Hilfreich sind z. B. beschichtete Pfannen.
- Trinken Sie nur fettarme Milch.
- Verwenden Sie Brotaufstrich (sparsam) aus ungesättigten Fetten.
- Stellen Sie sich auf fettarme Naturjoghurts und Käsesorten um.
- Essen Sie Fisch und Geflügel anstelle von rotem Fleisch.
- Machen Sie einen Bogen um fetten Bratensaft, Soßen und Mayonnaise.
- Essen Sie frisches Obst statt süßer und salziger fetter Dickmacher.
- Lesen Sie die Etiketten und wählen Sie das weniger fette Produkt.

Kochsalz einsparen

F Wie viel Salz darf ich essen?

Eine Faustregel lautet: Je weniger Salz, desto besser. Salz kann den Blutdruck erhöhen, bekanntlich ein Risikofaktor der koronaren Herzkrankheit (siehe S. 36–37). Erwachsene brauchen nur etwa 6 g Salz am Tag.

F Woran erkenne ich einen hohen Salzgehalt bei einem Produkt?

Auch hier gilt: Etiketten lesen! Salz ist chemisch Natriumchlorid (NaCl). Die Zutatenliste gibt die Inhaltsstoffe in absteigender Reihenfolge ihrer Menge an, Sie wissen also nie ganz genau, wie viel Salz Sie sich einverleiben, aber je mehr Fertigprodukte Sie essen, desto höher wird Ihr unkontrollierter Salzverbrauch.

F Wie kann ich mich salzärmer ernähren?

Meiden Sie nach Möglichkeit Fertiggerichte und veredelte Lebensmittel. Kochen Sie Ihr Essen, wenn es irgend geht, selbst und aus frischen Zutaten – das ist gesünder und schmeckt besser, sogar wenn Sie nur schwach salzen.

F Welche Produkte soll ich meiden?

Reichlich Salz ist enthalten in Chips und anderen pikanten Snacks, gesalzenen Nüssen, gebackenen Bohnen, Dosengemüse, in vielen Fertiggerichten (Tiefkühlkost, Vollkonserve). Manche Produkte sind salzarm oder salzlos. Wie schon gesagt: Lesen Sie die Etiketten – auch Zerealien, Brot und Kekse enthalten Salz!

F Wie kann ich ohne Salz leckeres Essen zubereiten?

So wie Sie unmerklich immer mehr Salz verwendet haben, so geht es auch umgekehrt. Heben Sie den Eigengeschmack der Speisen durch Kräuter, Gewürze, Knoblauch, Zitronen- oder Limettensaft hervor. Bei Tisch können Sie mit Pfeffer aus der Mühle nachwürzen.

Nie mehr rauchen

F Warum soll ich nicht mehr rauchen?

Weil Sie nichts Besseres tun können, damit Ihr Herz möglichst gesund bleibt. Nicht nur in den Herzkranzgefäßen, sondern auch in den anderen Arterien fördert Rauchen die Bildung von Fettablagerungen (Atheromen), die den Gefäßdurchmesser verringern. Außerdem beschleunigt das Rauchen die Herzfrequenz und erhöht den Blutdruck, sodass Ihr Herz stärker belastet wird. Die genauen Auswirkungen des Rauchens auf Ihren Körper sind auf den Seiten 44–47 beschrieben.

F Ich leide bereits an koronarer Herzkrankheit. Spielt das eine Rolle?

Ja. Bei einem Raucher, der abstinent wird, halbiert sich innerhalb eines Jahres das Risiko, einen Herzinfarkt zu erleiden. Auch wenn Sie bereits an koronarer Herzkrankheit leiden, sollten Sie also das Rauchen aufgeben, damit Ihr Risiko für eine Verschlimmerung geringer wird.

F Wie kann ich mir das Rauchen abgewöhnen?

Da Rauchen eine Sucht ist, fällt die Entwöhnung schwer. Bestimmen Sie den Tag, an dem Sie aufhören wollen, und tun Sie es dann! Der Vorsatz, nach und nach weniger zu rauchen, bringt nichts. Es ist sehr schwer, auf die letzten paar Zigaretten ganz zu verzichten, und Sie werden immer in Versuchung sein, doch wieder anzufangen. Hilfen gibt es mit und ohne Nikotin (siehe S. 152).

F Welche Möglichkeiten gibt es außerdem?

Manche Raucher suchen einen Therapeuten auf, der alternative Verfahren anwendet, meist Akupunktur und Hypnose. Vergewissern Sie sich, dass der Therapeut staatlich anerkannt ist. Erkundigen Sie sich auch nach Entwöhnungskursen bei Ihrer Krankenkasse.

PRÄPARATE ZUR TABAKENTWÖHNUNG

Falls Sie die Entwöhnung medikamentös unterstützen wollen, haben Sie die Wahl zwischen nikotinhaltigen und anderen Präparaten. Einige sind rezeptpflichtig, andere frei verkäuflich. Sie können sich zu einem Entwöhnungskurs anmelden, auch im Rahmen einer Kurklinik. Bei vielen Entwöhnungswilligen stärkt die Gruppe das Durchhaltevermögen.

NIKOTINHALTIGE KAUGUMMIS, NIKOTINPFLASTER UND ANDERE HILFEN

Die Nikotinersatztherapie erleichtert den Entzug, weil sie dem Körper auf Umwegen geringe Nikotinmengen zuführt. Sie kann Ihre Chancen, dauerhaft rauchfrei zu werden, verdoppeln, denn Sie können sich den automatischen Griff zur Zigarette abgewöhnen, während gleichzeitig die stärksten Entzugserscheinungen durch den Nikotinersatz gemildert werden. Haben Sie die psychologische Seite der Sucht im Griff und suchen nicht mehr in bestimmten Situationen reflexartig nach einer Zigarette, dann setzen Sie nach und nach auch den Nikotinersatz ab. Falls Sie herzkrank sind, lassen Sie sich vor einer solchen Therapie von Ihrem Arzt beraten.

Aus Kaugummi wird Nikotin rasch freigesetzt und die Gier in Schach gehalten. Anfangs kann ein leichtes Brennen und eine Reizung der Mundschleimhaut auftreten. Nikotinkaugummis gibt es in zwei Stärken (2 mg und 4 mg).

Nikotinpflaster geben den Wirkstoff langsamer frei als Kaugummis. Sie sind je nach Marke in verschiedenen Dosierungen (von 7 mg bis 52,5 mg) erhältlich. Die Behandlung beginnt jeweils mit der höchsten Dosis, dann folgt die mittlere und schließlich die niedrigste Dosierung.

Lutschpastillen und -tabletten enthalten 1, 2 oder 4 mg Nikotin, das durch die Mundschleimhaut aufgenommen wird.

Mit Nasalspray, das rezeptpflichtig und nur in einigen Ländern zu erhalten ist, gelangt Nikotin rasch in den Kreislauf.

Nicht sinnvoll sind die neuerdings angebotenen Zigarettenimitationen, weil sie das Ritual des Rauchens unterhalten.

Das verschreibungspflichtige Psychopharmakon Bupropion soll die Entzugssymptome mildern. Nur bedingt zur Entwöhnung eignet sich das Präparat Tabex®, das einen nikotinähnlichen Wirkstoff enthält und mit Rezept über internationale Apotheken erhältlich ist.

Fitnesstraining fürs Herz

F Welche Vorteile hat ein Fitnesstraining für die Gesundheit?

Viele. Zum Beispiel wird das gute HDL-Cholesterin erhöht, der Blutdruck gesenkt und dadurch das Risiko der koronaren Herzkrankheit gemindert. Das regelmäßige Training trägt dazu bei, die Bildung von Blutgerinnseln und dadurch Herzinfarkte zu verhüten. Offenbar verbessert es die Chancen, dass sich ein Herzinfarkt nicht wiederholt. Körperliches Training verringert auch das Risiko, einen Schlaganfall zu erleiden oder zuckerkrank zu werden. Außerdem unterstützt es die Gewichtsabnahme, hilft bei der täglichen Stressbewältigung und verbessert das Allgemeinbefinden.

F Wie viel körperliches Training ist sinnvoll?

Ideal ist ein möglichst tägliches Bewegungstraining, das unter sachkundiger Anleitung aufgebaut und an fünf Tagen in der Woche je 30 Minuten lang betrieben wird. Den Beginn, die Art und den Umfang Ihres individuellen Trainings sollte ein erfahrener Arzt bestimmen.

F Was muss ich beachten, damit mein Training ungefährlich ist?

Nach einem Herzinfarkt oder einer Operation wegen koronarer Herzkrankheit wird Ihr Internist oder Kardiologe Ihnen erklären, was Sie tun und beachten müssen. Die richtigen Übungen lernen Sie in der Anschlussheilbehandlung, anschließend sollten Sie in qualifizierten Einrichtungen wie Herzsportgruppen, in seriösen Fitnesszentren oder im Turnverein kontrolliert weitertrainieren. Es gibt nach kardiologischen Leitlinien erarbeitete Programme (z. B. CCB Herzwerk). Erkundigen Sie sich bei Ihrer Krankenkasse nach Angeboten und klären Sie auch die Frage einer Kostenübernahme oder Beihilfe.

Ⓕ Wie merke ich beim Training, dass ich eine Pause brauche?

Das meldet Ihnen Ihr Körper. Sobald Sie vorzeitig ermüden oder Ihnen die Luft wegbleibt, bitten Sie Ihren Arzt oder Ihren professionellen Trainer, Ihr Programm anzupassen. Wann immer Sie kurzatmig oder müde werden, machen Sie langsam oder legen Sie eine Pause ein.

Ⓕ Was soll ich tun, wenn die Symptome ernst zu sein scheinen?

Brechen Sie sofort das Training ab, wenn Ihr Herz sehr schnell oder unregelmäßig schlägt, wenn Brustschmerzen auftreten (in den Nacken und den linken Arm ausstrahlend), wenn Sie sich schwindlig oder schwach fühlen oder andere Symptome Sie beunruhigen. Bei anhaltenden Beschwerden gehen Sie sofort zum Arzt.

Ⓕ Welche Fitnessübungen sind für mich geeignet?

Aerobes Ausdauertraining stärkt die großen Muskeln der Arme und Beine, steigert ihren Sauerstoffbedarf und verbessert dadurch die Belastbarkeit von Herz und Lunge. Aerobe Übungen sind flottes Gehen, Schwimmen und Tanzen, später vielleicht auch Radfahren oder leichtes Tennis. Für Anfänger ist das flotte Gehen sehr geeignet, weil sie Geschwindigkeit und Strecke nach und nach aufbauen können. Schwimmen ist ebenfalls sehr gut, vor allem wenn Sie an Rücken- oder Gelenkschmerzen leiden. Und wenn Sie Spaß am Tanzen haben, ist das ideal, weil sich die eigene Belastung sehr gut steuern lässt.

Ⓕ Wie schaffe ich es, mein Fitnesstraining konsequent durchzuhalten?

Wichtig ist vor allem eine Sportart, die Ihnen auf Dauer Spaß macht. Für viele Menschen ist das Trainieren in einer Gruppe Gleichgesinnter oder mit Freunden netter und damit leichter durchzuhalten. Finden Sie heraus, ob und wo es in Ihrer Nähe eine Herzsportgruppe gibt. Viele Sportvereine bieten gezielte Trainingsprogramme an. Erkundigen Sie sich auch bei Ihrer Krankenkasse.

RICHTLINIEN FÜR IHR FITNESSTRAINING

Es gibt keine speziellen Übungen für das Herz – wichtig ist einfach ein regelmäßiges aerobes Training. Am besten trainieren Sie mit jemand Gleichgesinntem, dann bleiben Sie nämlich am ehesten dabei. Und beachten Sie immer die folgenden Richtlinien:

Befolgen Sie stets die Empfehlungen Ihres behandelnden Arztes oder Kardiologen.

Steigern Sie Ihr Training allmählich. Übertreiben Sie nicht. Faustregel: Sie müssen sich während der Übungen ohne Schnaufen unterhalten können.

Stemmen Sie keine Gewichte und treiben Sie keine Sportart, die Muskelgruppen einseitig belastet.

Trainieren Sie frühestens zwei Stunden nach dem Essen.

Tragen Sie geeignete Sportkleidung und die richtigen Schuhe!

Machen Sie immer Aufwärm- und Dehnungsübungen, bevor Sie mit dem Training beginnen, und kühlen Sie sich zum Schluss ab. Trainieren Sie nicht bei heißem Wetter.

Falls Sie ein Nitroglyzerin-Spray (siehe S. 109) oder ein ähnliches Medikament gegen Angina-Pectoris-Anfälle benutzen: Nehmen Sie es stets mit zum Training!

Trinken Sie auch während des Trainings Wasser oder Kräutertee, aber nicht zu viel.

Wenn Sie Ihr Fitnesstraining für längere Zeit unterbrechen müssen, bauen Sie es ganz allmählich wieder auf.

Trainieren Sie nicht, wenn Sie sich unwohl fühlen, eine Infektion oder erhöhte Temperatur haben. Erst nach mehreren symptomfreien Tagen dürfen Sie wieder trainieren. Im Zweifel: den Arzt fragen.

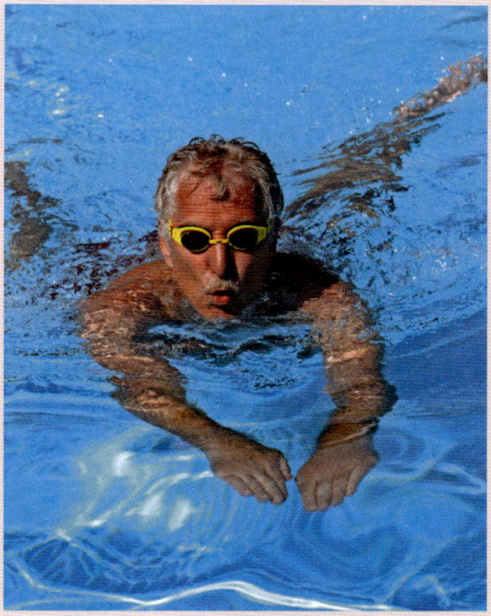

Mythos »Viagra erhöht das Infarktrisiko.«

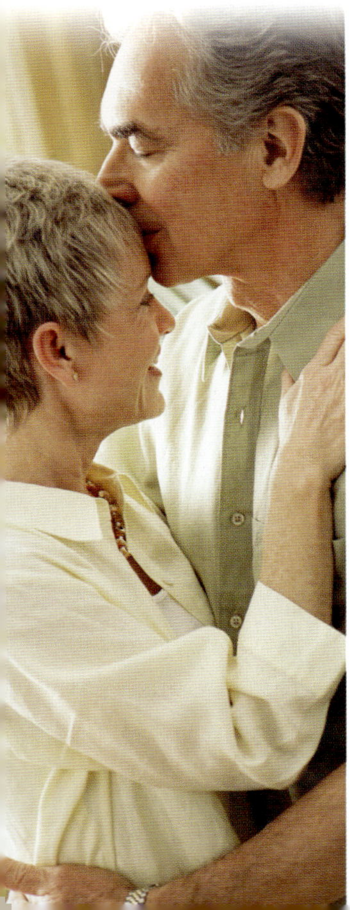

Wahrheit Als der Wirkstoff Sildenafil unter dem Handelsnamen Viagra® in die Apotheken kam, gab es Berichte über Herzinfarkte und plötzlichen Herztod. Spätere Studien ergaben, dass bei Patienten mit stabiler koronarer Herzkrankheit, die keine Nitrate nehmen müssen, Sildenafil das Risiko für einen Infarkt oder einen plötzlichen Herztod nicht erhöht. Diese Ereignisse sind bei Patienten mit koronarer Herzkrankheit zwar möglich. Sie treten aber unter Sildenafil nicht häufiger auf.

Sex und Liebesleben

F Ist Sex erlaubt, wenn man herzkrank ist?

Sexuelle Aktivität steigert den Blutdruck und die Herzfrequenz. Doch dürfte, wenn Sie zu einem Fitnesstraining in der Lage sind, auch Sex nicht tabu sein. Hören Sie auf Ihren Körper und überanstrengen Sie sich nicht. Nach einem Herzinfarkt ist Sex erlaubt, sobald es Ihnen besser geht. Nur Mut! Wenden Sie sich mit Fragen an Ihren Arzt oder Ihre Reha-Berater, Sie können ihnen vertrauen.

F Gibt es Besonderheiten, die ich beachten muss?

Vielleicht müssen Sie weniger stürmisch vorgehen und Ihrem Liebling die Führung überlassen. Schmusen und Streicheln vermitteln ein intensives Gefühl der Nähe und wirken entspannend. Nach einer Mahlzeit sollten Sie wenigstens zwei Stunden vergehen lassen, bevor Sie Sex haben, die Umgebung sollte angenehm und warm sein. Vorsorglich sollten Sie Ihr Nitro-Spray oder Zerbeißkapseln in Reichweite haben.

F Mir scheint, dass ich das Interesse an Sex verloren habe. Ist das normal?

Bei chronisch Kranken und bei Dauertherapie mit bestimmten Medikamenten nimmt das Interesse an Sex häufig ab. Bei Männern äußert sich das oft als Erektionsschwäche. Ängste wegen Ihres Herzens können noch dazu beitragen. Manche Medikamente gegen Herzleiden und andere Störungen können außerdem zu Impotenz führen.

F Was kann ich dagegen tun?

Regen Sie sich nicht auf. Versuchen Sie, sich zu entspannen, und seien Sie sehr zärtlich zueinander. Sprechen Sie mit Ihrem Arzt, nicht nur um sich zu beruhigen, sondern auch, um die medikamentösen Ursachen Ihrer Probleme herauszufinden und möglichst abzustellen.

Stressbewältigung

Ⓕ Spielt Stress eine Rolle bei Herzkrankheiten?

Jeder Mensch leidet gelegentlich unter Stress. Dann überfluten Hormone seinen Körper, damit er die Situation meistern kann (siehe S. 44). Zu viel Stress kann jedoch die koronare Herzkrankheit fördern. Ungesunder Stress verführt leicht dazu, riskantes Verhalten, etwa ungesundes Essen und Rauchen, zu verstärken.

Ⓕ Wie kann ich feststellen, dass ich zu viel Stress habe?

Zu viel Stress kann sich auf vielerlei Arten äußern. Ihre Stimmung kann sich ändern, ebenso Ihr Umgang mit dem Stress. Auch körperliche Symptome wie Magenbeschwerden oder Rückenschmerzen werden beobachtet. Wichtig ist, den Stress nicht nur im Interesse der Herzgesundheit, sondern auch des guten Allgemeinbefindens wegen zu bewältigen (siehe Seite rechts).

Ⓕ Was muss ich als Erstes tun, um Stress zu mildern?

Sie können eine Menge tun, um Stress zu mildern und zu lernen, mit stressigen Umständen umzugehen, wenn Sie damit konfrontiert sind. Zuerst müssen Sie die Stressursachen erkennen und ausschalten. Das können Sie lernen, zum Beispiel in Kursen der Volkshochschulen.

Ⓕ Wie kann man lernen, mit Stress umzugehen?

Machen Sie regelmäßig Entspannungsübungen. Essen Sie gesund und meiden Sie Stimulanzien, die Angst und Stress mehren können. Trinken Sie genügend Wasser, aber fangen Sie erst gar nicht an zu rauchen oder im Übermaß Alkohol zu trinken. Lassen Sie sich von Ihrem Arzt oder Ihrem Reha-Betreuer über Stressmanagement beraten. Reden Sie mit Freunden über Ihre Probleme. Und lassen Sie nicht zu, dass Sorgen Sie überwältigen.

Ⓕ **Gibt es Stressbewältigungsverfahren, die ich erlernen kann?**

Ja. Ein Verfahren ist die progressive Muskelentspannung. Dazu legen Sie sich flach auf den Rücken und schließen die Augen. Sie atmen mehrere Male tief ein und aus. Spannen Sie zuerst die Zehen fest an, zählen Sie langsam bis drei, dann entspannen Sie. Auf diese Weise arbeiten Sie alle Körperpartien durch und atmen dabei langsam ein und aus. Zum Schluss öffnen Sie die Augen und richten sich auf. Bewährte Entspannungsverfahren sind außerdem Yoga und das autogene Training.

SYMPTOME, DIE AUF EXTREMEN STRESS HINWEISEN

Wenn Sie mehrere der folgenden Symptome bei sich beobachten, sollten Sie unbedingt etwas unternehmen, um Stress abzubauen. Viele der Symptome sind auch Hinweise auf Angst und Depression (siehe S. 160–161).

- Sie sind ängstlich und nervös.
- Sie weinen sehr leicht.
- Alles tut Ihnen weh.
- Sie rauchen/trinken mehr als gewöhnlich.
- Sie sind arbeitssüchtig.
- Sie sind reizbar.
- Sie können Ihren Alltag nicht bewältigen.
- Es fällt Ihnen schwer, Entscheidungen zu treffen.
- Sie können sich nicht konzentrieren.
- Sie leiden an Spannungskopfschmerzen.
- Sie können nicht einschlafen oder durchschlafen.
- Sie haben keinen Appetit oder essen zu viel.
- Extremer Stress kann auch bewirken, dass Sie sich antriebslos und wie eine leergelaufene Batterie fühlen.

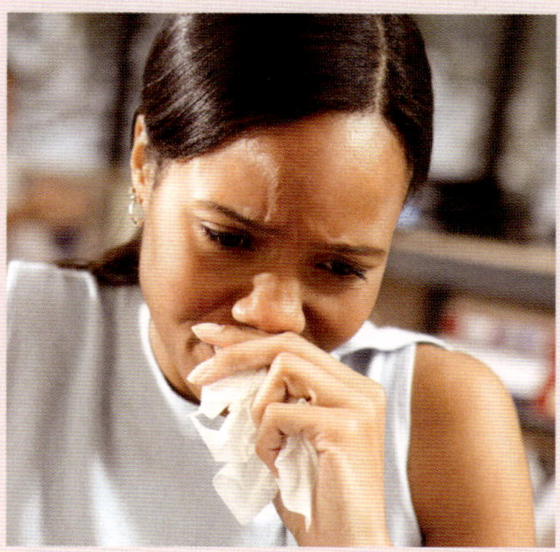

Was tun bei Depression?

F Wie merke ich, dass ich eine Depression habe?

Eine Depression kann ohne ersichtlichen Grund auftreten, wird aber oft durch ein Ereignis im Leben, z. B. eine Erkrankung ausgelöst. Wenn Sie ein krankes Herz haben und niedergeschlagen sind, könnten Sie auch depressiv sein. Nach einem Herzinfarkt bekommt einer von vier Betroffenen eine Depression. Falls Ihre traurige Stimmung anhält und weitere Symptome einer Depression erkennbar sind, sollten Sie unbedingt ärztliche Hilfe suchen.

F Welche Symptome zeigt eine Depression?

Die Zeichen einer Depression können sehr verschieden sein. Zur Niedergeschlagenheit vor allem morgens kommen oft Traurigkeit, Reizbarkeit, ein Gefühl der Überforderung und Sinnlosigkeit, verringerte Selbstachtung, Schuldgefühle, Interesselosigkeit, Freudlosigkeit, Konzentrationsschwäche, Veränderungen von Appetit und Körpergewicht, schlechtes Gedächtnis, Energielosigkeit, Verlust der sexuellen Lust und Schlafstörungen. Mit einer Depression gehen oft starke Ängste einher.

F Was kann ich gegen meine depressive Stimmung tun?

Zunächst: Sie sind nicht allein betroffen. Millionen Menschen müssen wegen einer Depression behandelt werden. Von fünf Personen entwickelt eine im Laufe ihres Lebens eine behandlungsbedürftige Depression. Entscheidend ist, dass die Depression erkannt und gezielt behandelt wird. Eine Depression kann und muss behandelt werden, damit Sie wieder Sie selbst sind. Gehen Sie unbedingt zum Arzt, vertrauen Sie sich Ihrem Partner oder einem guten Freund an und denken Sie darüber nach, ob eine Gruppentherapie Ihnen helfen könnte.

F Was wird der Arzt mir vorschlagen?

Ihr Arzt wird mit Ihnen über Ihre Symptome sprechen, bevor er Ihnen eine Therapie vorschlägt. Bei anhaltenden schweren Symptomen wird er Ihnen ein Antidepressivum verschreiben. Diese Medikamente bewirken über den Gehirnstoffwechsel, dass die Symptome nach einer gewissen Zeit, meist in ein paar Wochen, verschwinden. Einige dieser Substanzen beseitigen auch die Angst. Eine Psychotherapie oder Gesprächstherapie kann Ihnen helfen, die Herzkrankheit zu akzeptieren und eine positivere Einstellung zum Leben zu entwickeln. Zuweilen genügt das, um die Depression zu bessern.

F Mit welchen Medikamenten werden Depressionen behandelt?

Für Herzpatienten eignen sich viele Antidepressiva. Manchmal muss der Arzt aber das Präparat mehrfach wechseln, bis das richtige gefunden ist, das die Depression bessert, ohne Nebenwirkungen zu haben. Letztere können manchmal auch willkommen sein, zum Beispiel den Schlaf anbahnen. Wahrscheinlich wird der Arzt Ihnen raten, das Antidepressivum, nachdem die Symptome verschwunden sind, noch eine Zeit lang weiter zu nehmen. Das ist sinnvoll, damit sich Ihr Zustand stabilisiert.

F Was kann ich selbst tun, damit die Depression sich bessert?

Wenn es Ihnen richtig mies geht, wird es Ihnen schwerfallen, etwas dagegen zu tun. Doch mit ärztlicher, eventuell auch psychotherapeutischer Hilfe wird es Ihnen bald besser gehen. Dann können Sie selbst die Behandlung des Arztes unterstützen. Durch ein Fitnesstraining werden Sie sich bald wohler fühlen, weil das Gehirn bei körperlicher Aktivität sogenannte Endorphine (Glückshormone) ausschüttet. Auch die Beschäftigung mit Hobbys und die Begegnung mit Freunden können Ihnen die nötige Zuversicht geben, dass Ihr Leben wieder glücklicher wird.

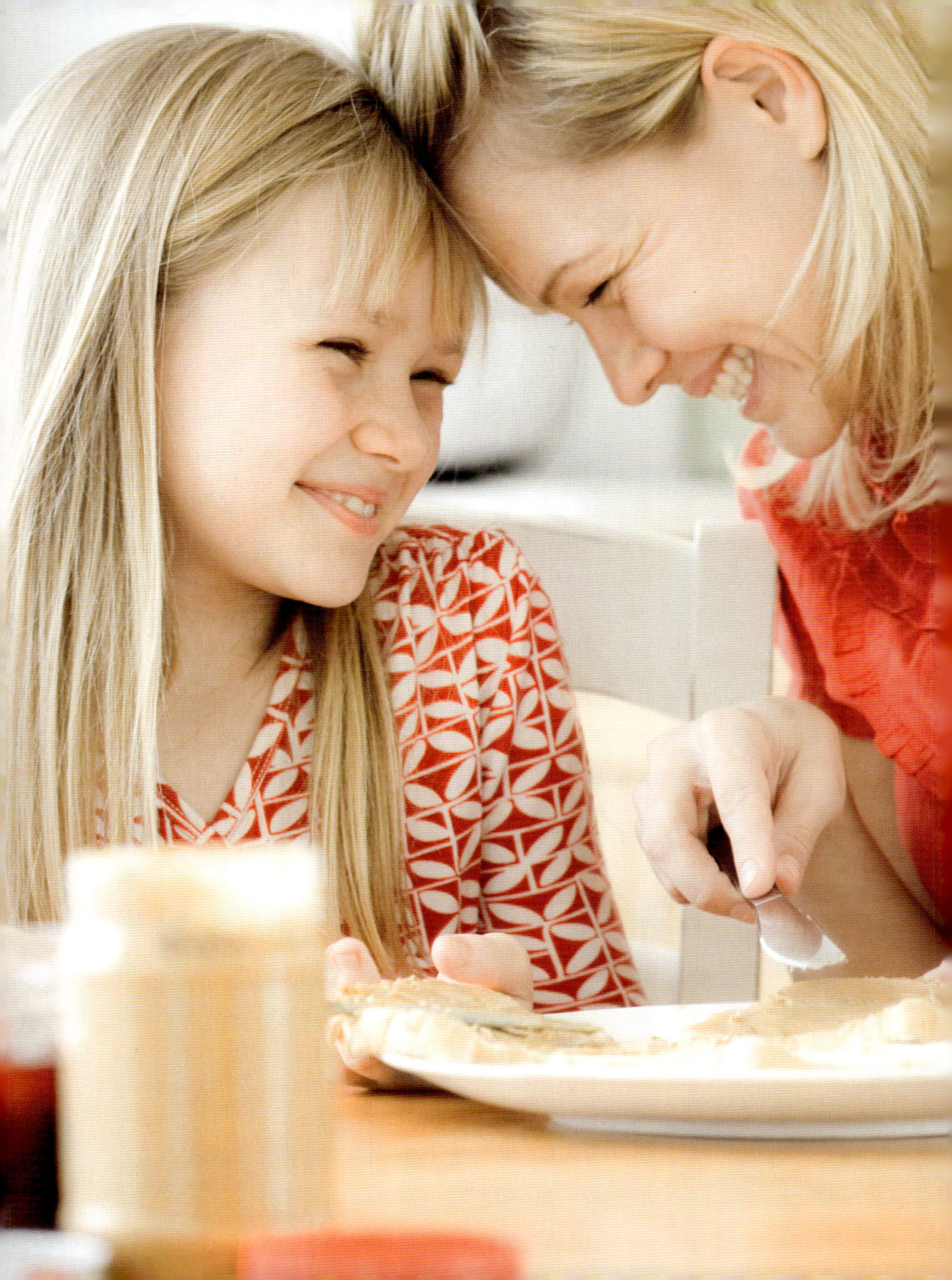

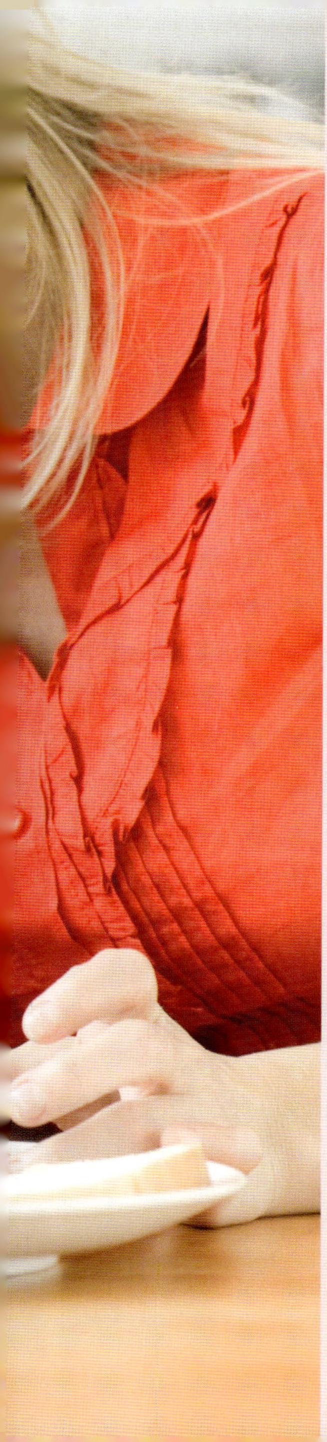

Spezielle Gruppen

Es verwundert nicht, dass Herzkrankheiten bei manchen Bevölkerungsgruppen häufiger als bei anderen vorkommen. Zum Beispiel erkranken Raucher viel öfter als Nichtraucher; sie können allerdings ihr Risiko mindern, indem sie auf das Rauchen verzichten. Es gibt aber auch spezielle Gruppen – Ältere, Kinder, Frauen, Zuckerkranke, Fettsüchtige –, die aufgrund besonderer, nicht vermeidbarer Umstände krank sein können.

Herzleiden im Alter

F Verändert sich mein Herz im Alter?

Ja. Auch beim gesunden Herzen kommt es normalerweise allmählich zu altersbedingten Veränderungen. Der Herzmuskel ist nicht so stark wie in Ihrer Jugend und kann das Blut vielleicht nicht mehr so kräftig in die Peripherie pumpen wie früher. Das Reizleitungssystem des Herzens arbeitet möglicherweise langsamer. Es kann sein, dass Ihr Herz auch nicht mehr so gut auf Adrenalin reagiert – das Hormon, das bei Belastung die Herzfrequenz und das Schlagvolumen erhöht.

F Was ändert sich beim Herz-Kreislauf-System, wenn wir älter werden?

Mit zunehmendem Alter werden Herzleiden häufiger, vor allem die koronare Herzkrankheit. Von fünf 80-Jährigen leidet einer an einer behandlungsbedürftigen koronaren Herzkrankheit. Herzrhythmusstörungen und bestimmte Klappenerkrankungen (siehe S. 68) sind ebenfalls ziemlich verbreitet. Häufig ist auch die Herzinsuffizienz, bei der das Herz infolge Muskelschwäche die nötige Leistung nicht erbringt (siehe S. 71–75).

F Muss ich damit rechnen, im Alter einen Bluthochdruck zu bekommen?

Ja. Denn die Elastizität der Blutgefäße nimmt ab und damit wird ein erhöhter Blutdruck wahrscheinlicher – von den über 80-Jährigen sind 80 Prozent betroffen. Damit steigt die Gefahr von Schlaganfällen, Nierenleiden und koronarer Herzkrankheit. Lassen Sie Ihren Blutdruck regelmäßig messen, mindestens einmal im Jahr. Hoher Blutdruck kann auch mit der Zeit zu einer Erweiterung und Wandverdickung der linken Herzkammer führen. Diese sogenannte Linksherzhypertrophie kann in eine Herzinsuffizienz münden.

F Ich bin 75 Jahre alt und habe einen erhöhten Blutdruck. Wie wird er behandelt?

Falls Ihr Blutdruck nur geringfügig erhöht ist und Sie ansonsten gesund sind, normalisiert er sich womöglich schon, wenn Sie bestimmte Dinge in Ihrer Lebensweise ändern, z. B. nicht mehr rauchen, abnehmen und sich ausreichend körperlich bewegen. So beeinflussen Sie die Risikofaktoren der koronaren Herzkrankheit günstig. In vielen Fällen sind aber auch Medikamente und regelmäßige Kontrolluntersuchungen nötig.

F Ich bin nicht sehr fit – darf ich dann überhaupt ein Fitnesstraining machen?

Manchmal sind ältere Leute mit den für koronare Herzkrankheit empfohlenen Fitnessprogrammen überfordert. Dennoch dürfen Sie ein angepasstes, mäßiges Training durchführen, z. B. in einer Seniorengruppe. Lassen Sie sich von Ihrem Arzt beraten, welche Übungen Ihrem Alter und Ihrer körperlichen Verfassung gemäß sind.

F Wie wird die koronare Herzkrankheit bei älteren Menschen behandelt?

Oft sind Medikamente die Basis der Behandlung (siehe S. 97). Auch eine Angioplastie der Herzkranzgefäße oder ein aortokoronarer Bypass kommen eventuell infrage (siehe S. 98–101). Allerdings sind diese Eingriffe bei alten Patienten riskanter und unter Umständen werden sich Ärzte gegen sie entscheiden.

F Können die Medikamente mir Probleme bereiten?

Als Folge des zunehmenden Alters kann sich die Verstoffwechselung von Medikamenten ändern, sodass unerwünschte Wirkungen eher möglich sind. Zum Beispiel können bestimmte Medikamente gegen Bluthochdruck (siehe S. 106) und gegen Angina Pectoris (siehe S. 109) Schwindelgefühle auslösen. Manchmal muss niedriger dosiert oder das Präparat gewechselt werden. Gelegentlich dauert es eine Weile, die richtige Medikation und Dosierung herauszufinden.

Herzleiden bei Kindern

F Mit welchen Herzkrankheiten können Kinder geboren werden?

Am häufigsten ist ein Ventrikelseptumdefekt, dann befindet sich ein Loch in der Scheidewand zwischen beiden Kammern. Auch Defekte der Vorhofscheidewand sind möglich. Die Verbindung zwischen Aorta und Lungenarterie, die sich nach dem ersten Schrei des Babys schließen sollte (siehe S. 31), bleibt manchmal offen. Klappenstenosen kommen ebenfalls vor (siehe S. 67–69).

F Wodurch entstehen diese Herzanomalien?

Während der Schwangerschaft oder kurz nach der Geburt kann die normale Entwicklung des Herzens (siehe S. 29–31) gestört werden. Mögliche Ursachen sind Chromosomenschäden des Babys. Vonseiten der Mutter kann eine Rötelninfektion oder die Einnahme bestimmter Medikamente die Ursache für Herzanomalien sein.

F Welche Symptome werden dadurch verursacht?

Das hängt von der Anomalie ab. Die Probleme können beim Säugling, beim Kind und sogar im Erwachsenenalter auftreten, und zwar als zentrale Zyanose, blaue Zunge und blaue Lippen, Kurzatmigkeit oder Gedeihstörung. Weitere Symptome können Herzstiche, Herzklopfen und eine geringe körperliche Belastbarkeit sein.

F Wie merke ich, dass mein Baby an einer dieser Störungen leidet?

Bei einer der Kinderfrüherkennungsuntersuchungen wird der Arzt im ersten Jahr vielleicht Herzgeräusche feststellen. Weitere Klärung bringen dann Röntgenaufnahmen, EKG (siehe S. 82) oder Echokardiogramm (siehe S. 84). Inzwischen werden Anomalien zunehmend schon bei Ultraschalluntersuchungen während der Schwangerschaft erkannt.

F Wie wird das Herzleiden meines Babys behandelt werden?

Der Kinderkardiologe wird eine Behandlung empfehlen, nachdem er die Diagnose gestellt hat. Manche Befunde, etwa kleine Kammerseptumdefekte, wird der Arzt zunächst nur beobachten, weil sie sich oft auswachsen. In anderen Fällen können anatomische Probleme durch eine oder mehrere Operationen behoben werden. Bei wieder anderen muss nicht operiert werden. Ein offener Ductus Botalli kann schon bei Einjährigen verschlossen werden, indem man über einen Herzkatheter eine Art Verschluss an die offene Stelle führt. Manchmal sind Medikamente nötig, z. B. um die Herzinsuffizienz bei großem Ventrikelseptumdefekt zu behandeln.

F Wie unterscheidet sich die medikamentöse Behandlung von Kindern von der Erwachsener?

Kinder brauchen niedrigere Dosen als Erwachsene. Die Dosierung wird bezogen auf das Körpergewicht errechnet. Bei Medikamenten, die für die Behandlung von Kindern nicht zugelassen sind, wird sich der Kinderkardiologe auf seine Erfahrung verlassen und gegebenenfalls dennoch unter diesen Präparaten seine Wahl treffen.

F Welche Herzkrankheiten können im Laufe der Kindheit auftreten?

In der Kindheit sind angeborene Herzkrankheiten am häufigsten. Diese Kinder erkranken leicht an Infektionen des Herzens, des Herzendothels und der Klappen (siehe S. 76–77) oder des Herzmuskels (Myokarditis). Um das Risiko zu verringern, sind gründliche Zahnpflege sowie Antibiotika vor zahnärztlichen und bestimmten chirurgischen Eingriffen notwendig. In der Regel ist eine Langzeittherapie mit Antibiotika erforderlich. Eine Virusmyokarditis kann den Herzmuskel erweitern und schwächen (Kardiomyopathie). Diese Zustände werden medikamentös behandelt. In schweren Fällen kann eine Herztransplantation notwendig werden.

Mythos »Hormone schützen Frauen vor Herzkrankheit.«

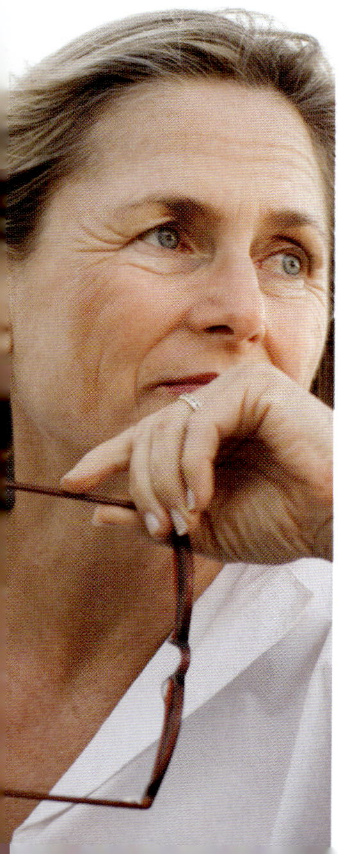

Wahrheit Aus neueren wissenschaftlichen Studien geht hervor, dass entgegen einer bis in die 1980er- und 1990er-Jahre verbreiteten Meinung die Hormonersatztherapie Frauen im mittleren und höheren Alter nicht vor Manifestationen der koronaren Herzkrankheit wie Angina Pectoris und Herzinfarkt schützt. Tatsächlich kann mit der Hormonbehandlung ein erhöhtes Risiko einhergehen.

Herzleiden bei Frauen

F Welche Faktoren sind für das Herzrisiko der Frauen verantwortlich?

Um die Zeit der Menopause sinken die Konzentrationen weiblicher Hormone wie Östrogen, die vor koronarer Herzkrankheit schützen. Während einer Schwangerschaft nehmen die Anforderungen an Herz und Kreislauf der Mutter zu, um die Bedürfnisse des wachsenden Fötus zu befriedigen. Daher treten etwa bei einer von hundert Schwangerschaften Herz-Kreislauf-Probleme auf.

F Erhöht die Antibabypille das Risiko eines Herzinfarkts?

Nein – es sei denn, Sie rauchen. Bei den meisten Frauen haben die Ovulationshemmer, die Östrogen und Gestagen enthalten, kein erhöhtes Infarktrisiko zur Folge. Bei Raucherinnen ist das Risiko allerdings erhöht. Ihr Blut gerinnt oft leichter. Deswegen bekommen diese Frauen auch eher eine tiefe Venenthrombose. Dabei bildet sich ein Blutgerinnsel in einer Beinvene, kann in die Lunge wandern und dort eine Lungenembolie verursachen. Da die Kombinationspräparate gelegentlich einen leichten Blutdruckanstieg bewirken können, sind regelmäßige Blutdruckkontrollen während der Einnahme sinnvoll.

F Kann ich während der Schwangerschaft ein Herzleiden bekommen?

Ja, aber meist aufgrund einer vorbestehenden Erkrankung. Haben Sie Herzbeschwerden oder einen erhöhten Blutdruck, sollten Sie Rat bei einem Kardiologen und beim Gynäkologen suchen, wenn Sie eine Schwangerschaft planen. Gehören Sie zu den Frauen mit angeborenem Herzfehler, besteht ein erhöhtes Risiko, dass auch Ihr Baby einen Herzfehler haben wird. Sofern Sie unter einer schweren Herzkrankheit leiden, wird man Ihnen insgesamt von einer Schwangerschaft abraten.

F Was ist, wenn ich während der Schwangerschaft Herzjagen habe?

Während der Schwangerschaft könnte Ihr Arzt eine Störung des normalen Herzrhythmus (Arrhythmie) feststellen, die mit Symptomen wie Schwindel oder Herzjagen verbunden sein kann. Manchmal liegt den Arrhythmien in der Schwangerschaft ein Herzfehler zugrunde, der aber in den meisten Fällen keine Symptome verursacht und nicht behandlungsbedürftig ist.

F Was geschieht, wenn ich während der Schwangerschaft einen Bluthochdruck entwickle?

Davon sind etwa zehn Prozent der Schwangeren betroffen. Falls Sie eine sogenannte Präeklampsie mit hohem Blutdruck, Knöchelödemen und Eiweiß im Urin bekommen, müssen Sie wegen der dann drohenden lebensgefährlichen Eklampsie (mit sehr hohen Blutdruckwerten) sorgfältig überwacht werden. Wird der Blutdruck nicht normalisiert, kann es zu Krämpfen kommen. Eine beginnende Eklampsie kann sich mit Kopfweh, Sehstörungen und Bauchschmerzen bemerkbar machen.

F Bekommen viele Frauen im mittleren und höheren Alter eine koronare Herzkrankheit?

Früher glaubte man, davon seien hauptsächlich Männer betroffen. Aber auch viele Frauen bekommen Angina Pectoris und Herzinfarkte, vor allem jenseits der Fünfzig. Vor der Menopause sind die Frauen womöglich durch ihre Hormone (z. B. Östrogen) gegen diese Krankheiten gefeit. Nach der Menopause schwinden die Hormone und die koronare Herzkrankheit tritt häufiger auf.

F Ich habe die Wechseljahre hinter mir und nehme jetzt Hormone. Kann das Probleme machen?

Ja. Die Ersatztherapie kann das Risiko der koronaren Herzkrankheit leicht erhöhen und im ersten Jahr auch die Gefahr einer tiefen Venenthrombose. Eventuell haben Sie auch ein leicht erhöhtes Brustkrebsrisiko. Unerwünschte Wirkungen sind möglich. Besprechen Sie die Vor- und Nachteile mit Ihrem Arzt.

Herzleiden bei Diabetikern

Ⓕ Ich bin zuckerkrank. Kann das meinem Herzen schaden?

Ja. Erhöhte Blutzuckerwerte können die Gefahr von Fettablagerungen in den Arterien, auch in den Herzkranzgefäßen, erhöhen. Bei Diabetikern kommt Bluthochdruck häufiger vor als beim Durchschnitt. Diabetes kann den Herzmuskel angreifen, dadurch wird eine Herzinsuffizienz wahrscheinlicher. Außerdem kann der Diabetes Nerven schädigen, z. B. die Nervenleitung zwischen Herz und Gehirn. Das kann zur Folge haben, dass Sie die typischen Symptome einer Angina Pectoris nicht wahrnehmen und nicht erkennen, dass Sie herzkrank sind. Die Diagnose und die Therapie können sich dadurch verzögern.

Ⓕ Gibt es besondere Risiken, die ich kennen müsste?

Ja. Diabetes bedeutet, dass Ihr Risiko erhöht ist, koronare Herzkrankheit und Erkrankungen der peripheren Gefäße zu entwickeln. Bei diabetischen Frauen ist das Risiko der koronaren Herzkrankheit fünffach, bei diabetischen Männern vierfach höher als bei Nichtdiabetikern.

Ⓕ Brauche ich eine besondere Überwachung?

Ja. Ihr Blutzucker muss genau überwacht werden, denn je stabiler die Zuckerwerte sind, desto unwahrscheinlicher ist es, dass Sie herzkrank werden. Bei den Kontrolluntersuchungen wird Ihr Arzt nach Zeichen von Herz- und Gefäßkrankheiten und weiteren Komplikationen der Zuckerkrankheit fahnden. Der Blutdruck muss regelmäßig gemessen werden – optimal ist ein Wert von 120/80 mmHg. Der Arzt wird auch Ihr Gewicht prüfen und außer dem Blutzucker auch die Cholesterin- und Triglyzeridwerte bestimmen. Unterstützen Sie den Doktor, indem Sie kooperieren!

F Was kann ich tun, um die Gefahr von Herzerkrankungen abzuwenden?

Durch gesundheitsbewusstes Verhalten können Sie die Wirkung der Medikamente unterstützen, die der Arzt Ihnen gegen Ihren Diabetes und die anderen Risikofaktoren der koronaren Herzkrankheit verschreibt – Ihr Programm heißt also: Fitnesstraining, nicht rauchen, gesund essen, um nicht zuzunehmen, Cholesterin und Triglyzeride im sicheren Bereich halten (siehe S. 124–161). Bauen Sie Stress ab und entspannen Sie sich so oft wie möglich (siehe S. 158–159).

F Wie wirkt ein Fitnesstraining bei Diabetikern?

Fitnesstraining ist ein sehr wichtiger Beitrag, den Sie leisten können, um das Risiko der koronaren Herzkrankheit zu senken. Auch wenn Sie bereits herzkrank sind, sollten Sie ein Bewegungstraining machen, um die Gefahr weiterer Probleme zu bannen. Lassen Sie sich ärztlich beraten, welche Art und welches Maß an Training für Sie richtig sind. Bedenken Sie, dass Sie womöglich die Dosierung Ihrer Diabetes-Medikamente im Laufe des Trainings nach unten anpassen müssen.

F Muss ich andere Herzmedikamente nehmen, weil ich Diabetes habe?

Nein. Vielleicht verschreibt Ihnen Ihr Arzt ASS, damit Ihr Blut nicht so leicht gerinnt und das Risiko eines Herzinfarkts geringer wird. Wahrscheinlich werden Sie Lipidsenker nehmen müssen, um die Blutfette unter Kontrolle zu bringen (siehe S. 102–103), und blutdrucksenkende Mittel (siehe S. 106–107). Wie bei Patienten ohne Diabetes empfiehlt der Arzt vielleicht eine Angioplastie, um verengte Koronargefäße zu weiten (siehe S. 99), oder eine Bypass-Operation (siehe S. 100). Im Fall eines Herzinfarkts muss Ihre Diabetes-Medikation vielleicht geändert werden, um zu gewährleisten, dass Ihr Blutzucker optimal eingestellt ist.

Herzleiden bei Fettsucht

F Ich fürchte, ich habe ziemliches Übergewicht. Was kann ich tun, um nicht herzkrank zu werden?

Zuerst müssen Sie Ihren Body-Mass-Index ausrechnen (siehe S. 136–137). Danach berechnen Sie, wie viel Sie wiegen dürfen (siehe S. 138–139). Lassen Sie sich ausführlich von Ihrem Arzt beraten. Bedenken Sie: Es liegt wirklich an Ihnen, allmählich und dauerhaft abzunehmen. Mit der richtigen Diät und regelmäßigem Fitnesstraining wird es Ihnen gelingen! Über die richtige Ernährung informieren die Seiten 140–143. Eine Gewichtsabnahme, die gesund ist und Bestand hat, ist gewiss nicht leicht zu bewerkstelligen, deswegen gibt es ja auch so viele Übergewichtige. Gehen Sie auch zur Ernährungsberatung Ihrer Krankenversicherung, schließen Sie sich einer Gruppe an, die die gleichen Ziele hat, das stärkt die Motivation.

F Wie kann ich die anderen Risikofaktoren verringern?

Bei Übergewichtigen ist die Gefahr der koronaren Herzkrankheit erhöht, deshalb der Rat: Hören Sie auf zu rauchen (siehe S. 151–152), machen Sie ein regelmäßiges Fitnesstraining (siehe S. 153–154) und essen Sie gesund (siehe S. 140–143) – all das hilft. Wenn Sie abnehmen, bessern sich Ihre Blutfettwerte und Ihr Blutdruck sinkt.

F Was halten Sie von Appetitzüglern?

Wenn Sie herzkrank sind, brauchen Sie Medikamente, um die Symptome zu behandeln und das Risiko weiterer Herzprobleme zu verringern. Bei starkem Übergewicht und wenn die Gewichtsabnahme durch Diät und regelmäßiges Training gescheitert ist, verschreibt Ihnen Ihr Arzt vielleicht ein Medikament, das die Gewichtsabnahme unterstützt. Wegen der Nebenwirkungen ist das jedoch nicht unbedenklich.

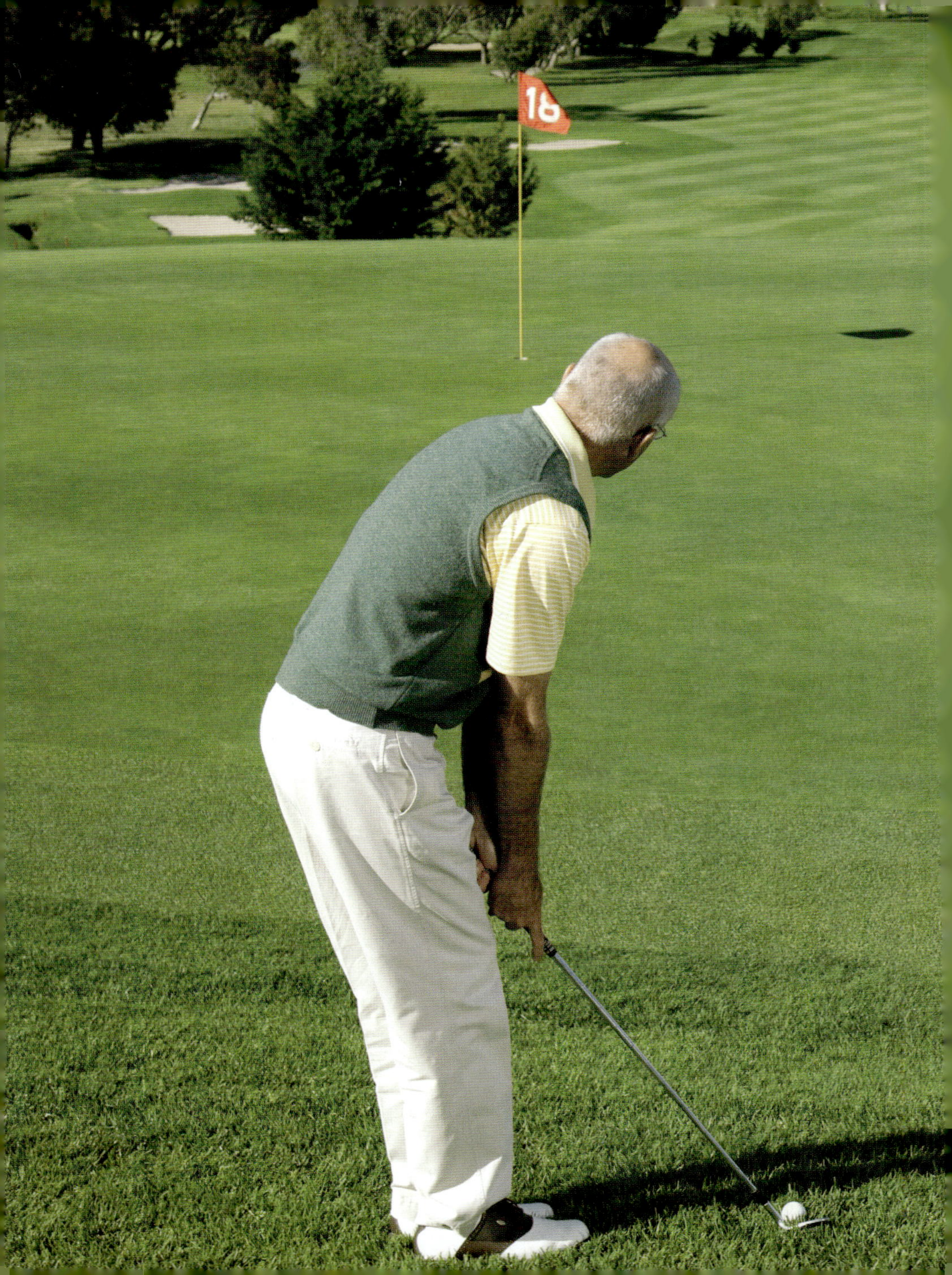
18

Ausblick

Die Zukunft eines herzkranken Menschen ist schwer vorauszusehen – niemand vermag sicher zu sagen, ob die Krankheit erneut aufflammen wird und ob die Behandlung auf die Dauer Komplikationen oder unerwünschte Wirkungen mit sich bringen wird. Die gute Nachricht aber ist, dass die Erkenntnisse, die Diagnose und die Behandlungsmöglichkeiten von Herzkrankheiten in den letzten Jahrzehnten enorme Fortschritte gemacht haben – die Aussichten sind heute bedeutend besser als in den 1970er-Jahren.

Rückfälle

Ⓕ Ist bei einer Herzkrankheit irgendwann mit einem Rückfall zu rechnen?

Die meisten Herzkrankheiten sind chronisch. Doch mit den heute verfügbaren Medikamenten kann die koronare Herzkrankheit dauerhaft behandelt und der Bluthochdruck normalisiert werden.

Ⓕ Kann meine Herzinsuffizienz wiederkehren, obwohl sie behandelt wird?

Ja. Früher sind Sie wahrscheinlich wegen Kurzatmigkeit bei Anstrengung zum Arzt gegangen und dabei stellte sich heraus, dass Ihr Herz vergrößert war. Wahrscheinlich wurden Sie mit Diuretika, einem ACE-Hemmer und einem Betablocker behandelt und die Beschwerden ließen nach. Irgendwann kann die Atemnot aber wieder auftreten, bei gleichzeitig geschwollenen Knöcheln. Dann brauchen Sie vielleicht zusätzlich einen Herzschrittmacher.

Ⓕ Warum muss ich die Pillen gegen Bluthochdruck immer weiter nehmen?

Weil sie den Blutdruck stabilisieren. Die meisten dieser Medikamente wirken bis zu 24 Stunden und werden danach ausgeschieden. Bluthochdruck ist eine chronische Krankheit – Sie müssen Ihre Medikamente ständig und regelmäßig nehmen, sonst steigt der Blutdruck wieder.

Ⓕ Werden meine Angina-Pectoris-Beschwerden durch die Behandlung aufhören?

Ja und nein. Angina Pectoris beruht auf einer unzulänglichen Blutversorgung der Herzmuskelzellen. Die meisten chirurgischen Behandlungen verbessern die Blutzufuhr, während die konservativen Behandlungen meist den Sauerstoffbedarf des Herzmuskels senken. Die Koronarsklerose schreitet aber fort, sodass in Zukunft Brustschmerzen auftreten können. Dann lindert Nitroglyzerin (siehe S. 108) zwar den Schmerzanfall, doch kann eine zusätzliche Therapie nötig sein.

Komplikationen

F Können Antiarrhythmika eine schlimmere Arrhythmie auslösen?

Ja, aber ganz selten, sofern die Behandlung sehr genau überwacht wird. Die schwere Arrhythmie ist eine Form der ventrikulären Tachykardie (siehe S. 64), bei der das Herz 200- bis 250-mal in der Minute schlägt. Das EKG zeigt dann ein typisches spindelförmiges Muster, die *Torsade de pointes*. Diesen gefährlichen Zustand können bestimmte Antiarrhythmika auslösen; er tritt eher bei langsamer Herzfrequenz und bei niedrigem Blut-Kaliumspiegel (oft nach Diuretika) auf.

F Können Herzmittel allergische Reaktionen auslösen?

Ja, gelegentlich. Der Farbstoff, der bei Herzkatheteruntersuchungen für die Röntgendarstellung injiziert wird, aber auch Herzmedikamente können eine Ursache für allergische Reaktionen sein. Die Allergie muss nicht bloß einen Hautausschlag verursachen, der erfolgreich mit einem Antihistaminikum behandelt werden kann. Sie kann auch eine schwere Reaktion des gesamten Organismus mit Atemgeräuschen und Blutdruckabfall auslösen.

F Kann die Bluthochdrucktherapie auch übers Ziel hinausschießen?

Ja. Wenn das passiert, fühlt sich der Patient müde, lethargisch und schwindlig. Die richtige Vorgehensweise ist, nur eine Dosis eines Medikaments zu geben, die im Idealfall den Blutdruck zunächst nur um 10/5 mmHg senkt. Der Arzt sollte die Dosiserhöhung des bisherigen Medikaments oder die zusätzliche Gabe eines weiteren allenfalls einmal in der Woche vornehmen. Dann wird der Blutdruck langsam und ohne Nebenwirkungen normalisiert. Doch selbst dann kommt es vor, dass der Blutdruck eines Patienten zu schnell sinkt.

(F) Können im Rahmen einer Bypass-OP Komplikationen auftreten?

Einige. Bei manchen Patienten kann in den Tagen nach der Bypass-Operation (siehe S. 100–101) ein Herzinfarkt oder ein Schlaganfall auftreten. Bei Patienten mit vorbestehender Lungenkrankheit kann die Atmung gestört sein, andere bekommen schwere Wundinfektionen. Arrhythmien wie Vorhofflimmern sind relativ häufig, aber meist stellt sich innerhalb von ein bis zwei Tagen wieder ein normaler Rhythmus ein. Bei sehr niedriger Herzfrequenz muss mitunter ein Herzschrittmacher implantiert werden.

(F) Mein Arzt hat mir Statine verschrieben, um meine Cholesterinwerte zu senken. Sind Statine ohne Risiko?

Nein. Statine können sich unter anderem auf die Leberwerte auswirken. Diese Veränderungen sind minimal und bilden sich zurück, wenn man die Statine absetzt. Sie sind selten von Krankheitszeichen begleitet. Statine dürfen daher weiter genommen werden, solange die Leberfunktionswerte stabil sind. Eine andere unerwünschte Wirkung der Statine können jedoch Muskelveränderungen sein, die bis zur Zerstörung der Muskulatur gehen können – das ist natürlich ein Grund, die Statine abzusetzen.

(F) Ist eine Langzeittherapie mit Antikoagulanzien zu gefährlich?

Antikoagulanzien wie Warfarin sind nach mechanischem Klappenersatz (siehe S. 120) oder nach einer Thromboembolie (siehe S. 59) als Dauertherapie notwendig. Sie können auch bei Vorhofflimmern auf Dauer erforderlich sein. Die Dosierung von oralem Warfarin ist allerdings nicht unproblematisch: Ist sie zu hoch, kann es zu Blutungen kommen; ist sie zu niedrig, können wieder Gerinnsel entstehen. Auch wenn häufig Gerinnungstests durchgeführt werden, ist es schwierig, im therapeutischen Bereich zu bleiben. Dennoch ist das relative Risiko einer Dauertherapie mit Antikoagulanzien nachweislich geringer als die Gefahr einer unterlassenen Antikoagulanzientherapie.

(F) Ich habe einen Herzschrittmacher bekommen. Können damit Komplikationen auftreten?

Zwar sind Komplikationen durch einen Schrittmacher sehr unwahrscheinlich, aber er kann eine Entzündung und sehr selten eine Infektion verursachen und muss dann natürlich entfernt werden. Die Lage der Elektroden, die den Schrittmacher mit dem Herzen verbinden, stabilisiert sich innerhalb von 48 Stunden. Der Schrittmacher kann bei einem Sturz des Trägers beschädigt werden, aber das kommt äußerst selten vor. Bei Verdacht müssen Sie sofort Ihren Arzt anrufen. Auch wenn Sie befürchten, Ihr Schrittmacher könnte nicht richtig funktionieren, melden Sie sich unverzüglich bei Ihrem Arzt. Im Allgemeinen halten die Batterien zehn Jahre.

RISIKEN DER HERZTRANSPLANTATION

Bei Empfängern eines Herztransplantats sind die klassischen Behandlungsverfahren ausgereizt. Diese Patienten werden sehr sorgfältig ausgewählt (sie dürfen u.a. kein Karzinom, keinen Diabetes, keine periphere Gefäßkrankheit haben) und würden ohne Herztransplantation höchstens noch ein paar Wochen leben. Etwa 70 Prozent der Empfänger von Spenderherzen überleben fünf Jahre und 50 Prozent zehn Jahre.

Die Risiken einer Herztransplantation:

TOD Die Sterblichkeit im Rahmen der Operation liegt bei 10–15 Prozent

ABSTOSSUNG Das Spenderherz ist ein Fremdkörper und wird vom Immunsystem des Empfängers angegriffen.

INFEKTION Die notwendigen Immunsuppressiva verhindern die Abstoßung des neuen Herzens, machen den Empfänger aber anfällig für Infektionen.

MALIGNITÄT Die Immunsuppressiva erhöhen das Risiko für Krebs.

NIERENVERSAGEN Immunsuppressiva können auf die Nieren toxisch wirken und zu Niereninsuffizienz führen.

KORONARE HERZKRANKHEIT Im transplantierten Herzen kann sich Arteriosklerose entwickeln (siehe S. 56). Diese kann sehr früh und plötzlich beginnen und beängstigend schnell fortschreiten.

F Medikamente haben doch Nebenwirkungen. Soll ich wirklich ohne Ende Pillen schlucken?

Trotz klarer Vorteile – manchmal retten sie Leben, oft verbessern sie die Lebensqualität – haben alle Medikamente potenziell unerwünschte Wirkungen. Dennoch ist es unsinnig, auf sehr seltene Nebenwirkungen zu lauern, bevor sie auftreten, vielleicht nachdem das Medikament Jahre im Handel ist und sich bewährt hat. Bei den meisten Behandelten treten keine unerwünschten Wirkungen auf. Ihr Arzt wird bei jedem Medikament den wahrscheinlichen Nutzen gegen mögliche Nebenwirkungen abwägen. Da eine Vielzahl von Herz-Kreislauf-Medikamenten sowohl zur Lebensverlängerung als auch zur Minimierung von Herzbeschwerden verordnet werden, ist es unerlässlich, sie stets nach Vorschrift zu nehmen.

F Wie kann ich feststellen, ob meine medikamentöse Behandlung Nebenwirkungen verursachen wird?

Das ist unmöglich. Sollten Sie vermuten, dass Sie eine Arznei nicht vertragen, besprechen Sie Ihre Symptome mit Ihrem Arzt. Setzen Sie das Medikament nicht eigenmächtig ab. Manche Herzmittel, z. B. Betablocker, müssen ausschleichend abgesetzt werden. Es ist gefährlich, sie abrupt wegzulassen. Bevor Sie ein Medikament erstmals nehmen, besprechen Sie mögliche Nebenwirkungen mit dem Arzt. Sagen Sie ihm, welche Arzneien Sie außerdem nehmen – einschließlich rezeptfreier Nahrungsergänzungsmittel und Vitamine, denn auch Interaktionen können Nebenwirkungen verursachen.

F Muss ich meine Medikamente in Zukunft immer nehmen?

Das ist möglich. Da viele chronische Herz-Kreislauf-Erkrankungen heute noch nicht geheilt werden können, müssen die Medikamente zu ihrer Behandlung auf Dauer genommen werden. Daran wird sich erst etwas ändern, wenn die Heilung der zugrunde liegenden Herz-Kreislauf-Erkrankungen möglich wird.

Künftige Therapieverfahren

F Welche Fortschritte wurden in den letzten 50 Jahren in der Behandlung des Herzinfarkts erzielt?

Die Infarktbehandlung hat sich von schlichter Bettruhe bis hin zur Anwendung lebensrettender Medikamente und Herzkatheterverfahren weiterentwickelt. Die heutigen Therapien minimieren nicht nur den Umfang des Infarkts, sondern stoppen ihn im besten Fall, bevor er den Herzmuskel irreparabel schädigt.

F Dürfen wir ähnliche Fortschritte auch künftig erwarten?

Ja, es sieht ganz so aus. Nimmt man die gängigen Verfahren zusammen, so haben sie in den vergangenen 30 Jahren bei den meisten Koronarkranken zu erheblichen Verbesserungen der Lebenserwartung und Lebensqualität geführt. Nach wie vor sind Fortschritte und Innovationen notwendig. Oberstes Ziel bleibt aber die Prävention der Arteriosklerose und der Herzleiden insgesamt. Und wenn schon Gewebeschäden am Herzen unvermeidlich sind, können wir immerhin hoffen, dass künftige Behandlungen wirksamer und dauerhafter sein werden und dass weniger Patienten operiert werden müssen.

F Gibt es eine neue Therapie für Herzmuskelschäden nach Herzinfarkt?

Möglicherweise ja. Ein aktuelles Forschungsgebiet arbeitet daran, die Fähigkeit des Körpers zur Bildung neuer winziger Blutgefäße zu stimulieren. So soll die Durchblutung von Gewebeabschnitten, die durch blockierte Arterien lahmgelegt war, wieder in Gang gebracht werden. Diese sogenannte Neovaskularisation kann man als körpereigene Fähigkeit deuten, natürliche Bypässe zu bilden. Die Herzforschung versucht auf mehreren Wegen, diesen Prozess zu fördern, z. B. durch Wachstumshormone, vielleicht auch eines Tages durch Stammzellen aus Knochenmark.

Ⓕ Wird die Klappenreparatur immer einen chirurgischen Eingriff erfordern?

Nicht unbedingt. Obwohl das Standardverfahren der chirurgischen Klappenreparatur in den vergangenen 30 Jahren dramatisch verbessert wurde, prüft man derzeit weitere Innovationen. Sie müssen noch ausgewertet werden, einige wurden aber schon begeistert von den Herzchirurgen übernommen. Auch neuartige Kathetersysteme werden derzeit klinisch erprobt, um herauszufinden, ob bestimmte Klappenerkrankungen eher mikrochirurgisch behandelt werden sollten.

Ⓕ Zeichnen sich Therapien der Herzinsuffizienz am Horizont ab?

Möglicherweise ja. Das höchste Therapieziel bei Herzinsuffizienz (siehe S. 71–75), auf die ja die meisten Herzleiden letztendlich hinauslaufen, ist die Regeneration oder die Reparatur des geschädigten Herzmuskels. Eine Annäherung an dieses Ziel könnte die Gentherapie bieten. Hierzu müsste man spezifische Herzgene isolieren – beispielsweise das Gen, das die Stärke der Herzmuskelkontraktion reguliert – und sie in das Herzmuskelgewebe einbringen. Möglicherweise kann man auch prüfen, ob Stammzellen aus dem Knochenmark des Patienten neue Herzmuskelzellen erzeugen.

Ⓕ Werden zurzeit neue Geräte entwickelt?

Ja. Der Bedarf an verbesserten Verfahren und Wahlmöglichkeiten für Patienten mit fortgeschrittener Herzinsuffizienz führt zur Entwicklung neuartiger mechanischer Herzpumpen. Diese dienen z. B. dazu, speziell die Funktion der linken Kammer zu unterstützen. Miniaturisierte Pumpen befinden sich in Entwicklung, die haltbarer und verlässlicher sein sollen als die heutigen Geräte. Zudem wird an Herzschrittmachern gearbeitet, die über das Internet überwacht und gesteuert werden können, sodass der Arzt von fern seine Funktion prüfen kann.

F Lassen sich die etablierten Therapien künftig noch verbessern?

Nahezu sicher. Künftige Therapien sollen nicht nur neuartige Medikamente und Apparate umfassen. Auch aktuell wird versucht, in großen klinischen Studien zu ermitteln, inwiefern bestimmte Gruppen, etwa die vielen Patienten mit koronarer Herzkrankheit und einem geschwächten Herzmuskel, von chirurgischen Routineverfahren wie Bypass-Operationen profitieren. Außerdem werden in naher Zukunft große klinische Prüfungen den Nutzen der Standard-Klappenchirurgie und neuerer Verfahren bei Patienten mit mäßiger bis schwerer Mitralklappenregurgitation (siehe S. 67) evaluieren.

F Soll ich einwilligen, an einer klinischen Prüfung teilzunehmen, falls man mich fragt?

Das können nur Sie entscheiden. Einerseits wünschen Sie sich vielleicht die allermodernste Therapie Ihrer Krankheit, vielleicht hat Ihnen Ihr Arzt auch erklärt, dass die konventionellen Therapiemöglichkeiten erschöpft sind – aber Ihre Symptomatik oder die Krankheit schreitet fort. Andererseits wollen Sie vielleicht lieber, dass bei Ihnen die bewährten Therapien angewandt werden. Diskutieren Sie eine mögliche Teilnahme an einem klinischen Versuch mit Ihrem Arzt. Falls Sie sich für eine Teilnahme entscheiden, müssen Sie das in einem Formular durch Ihre Unterschrift dokumentieren. Damit bestätigen Sie, dass Sie wissen, auf was Sie sich einlassen.

F Kann ich meine schriftliche Zustimmung zur Teilnahme an einer klinischen Prüfung widerrufen?

Ja. Sie können Ihre Meinung jederzeit ändern. Auch wenn Sie in einem Formular Ihre informierte Zustimmung dokumentiert haben, steht es Ihnen frei, Ihre Meinung zu ändern und nicht mehr an der klinischen Prüfung teilzunehmen. Sie können aus der Prüfung aussteigen, ohne dass Ihnen der Zugang zu einer anderen Standardbehandlung verwehrt wird.

Nützliche Adressen

AVK Selbsthilfegruppe Bundesverband e.V.
An der Oberhecke 34, D-55270 Sörgenloch
Tel.: +49 (0) 61 36 92 40 50
www.avk-bundesverband.de

Bundesverband Herzkranke Kinder e.V.
Robensstraße 20–22, D-52070 Aachen
Tel.: +49 (0) 2 41 91 23 32
www.herzkranke-Kinder-bvhk.de

Deutsche Gesellschaft für Prävention und Rehabilitation von Herz-Kreislauf-Erkrankungen e.V.
Friedrich-Ebert-Ring 38, D-56068 Koblenz
Tel.: +49 (0) 2 61 30 92 31
www.dgpr.de

Deutsche Herzhilfe e.V.
Weißhausstraße 21, D-50939 Köln
Tel.: +49 (0) 2 21 41 08 12

Deutsche Herzstiftung e.V.
Vogtstraße 50, D-60322 Frankfurt am Main
Tel.: +49 (0) 69 95 51 28-0
www.herzstiftung.de

Deutsche Hochdruckliga e.V.
Berliner Straße 46, D-69120 Heidelberg
Tel.: +49 (0) 6 22 15 88 55-0
www.hochdruckliga.de

Deutsche Gefäßliga e.V.
Postfach 40 38, D-69254 Malsch
Tel.: +49 (0) 7 25 32 62 28
www.deutsche-gefaessliga.de

Österreichischer Herzfonds
Türkenstraße 12/3, A-1090 Wien
Tel.: +43 (1) 4 05 91 55
www.herzfonds.at

Herzkind e.V.
Husarenstraße 70, D-38102 Braunschweig
Tel.: +49 (0) 53 12 20 66-0
www.herzkind.de

Österreichischer Herzverband
Statteggerstraße 35, A-8045 Graz
Tel.: +43 (0) 3 16 69 45 17
www.herzverband.at

Schweizerische Gesellschaft für Kardiologie
Schwarztorstraße 18, CH-3007 Bern
Tel.: +41 (0) 3 13 88 80 90
www.swisscardio.de

Schweizerische Herzstiftung
Schwarztorstraße 18, CH-3000 Bern 14
Tel. +41 (0) 31 388 80 80
www.swissheart.ch

Schweizer Selbsthilfegruppe für ICD-Patienten
Dr. Beat Weber
Mozartstraße 26, CH-6004 Luzern
Tel.: +41 (0) 4 14 20 10 76
www.icd-selbsthilfegruppe.ch

Register

A

H

T

V

Über die Autoren

Dr. Robert Ascheim ist Facharzt für Innere Medizin und Kardiologe mit Schwerpunkt koronare Herzkrankheit und Herzinsuffizienz. Er lehrt als außerordentlicher Professor am Cornell University–Weill Medical College, New York.

Die Kardiologin Dr. Deborah V. Davis Ascheim arbeitet vor allem auf dem Gebiet der Herzinsuffizienzen. Sie ist Assistenzprofessorin am College of Physicians and Surgeons an der Columbia University, wo sie auch an der Mailman School for Public Health die Arbeitsgruppe für klinische Prüfungen leitet.

Über Dr. Chris Davidson

Dr. Davidson ist Senior-Kardiologe an den Universitätskliniken von Brighton und Sussex sowie Generalsekretär und Vizepräsident der European Federation of Internal Medicine.

Dank des Verlages

Dorling Kindersley dankt Dr. Penny Preston für ihre Textbeiträge in Kapitel 6 und 7; Jo Walton für die Bildrecherche; Elizabeth Watson für zusätzliche editorische Unterstützung und Vicky Read für ihre Assistenz beim Design.

Bildnachweis

7 Corbis: Andrew Brookes (r). Getty I2 PunchStock: Polka Dot. 6 Alamy Images: foodfolio (um). jupiterimages: Fancy/HBSS (ul). PunchStock: Purestock (ur). 7 Corbis: LWA-Dann Tardif (or). jupiterimages: Asia Images (ol). PunchStock: Brand X Pictures (om). 8–9 PunchStock: Brand X Pictures.
26 PunchStock: BananaStock. 32-33 Getty Images. 37 Science Photo Library: Paul Parker. 46 Alamy Images: Alterstock.
52–53 Alamy Images: Phototake Inc. 62 PunchStock: Fancy. 69 Science Photo Library (u). 72 Science Photo Library. 78–79 PunchStock: Brand X Pictures. 84 Science Photo Library: Chris Gallagher (r); 86 Corbis: A. Inden/zefa. 88 Science Photo Library (u). 92–93 Corbis: Rick Gomez. 112 Science Photo Library: AJ Photo. 114 jupiterimages: Fancy/HBSS. 127 Corbis: Hughes Martin. 128 jupiterimages. 133 PunchStock: Digital Vision. 155 Alamy Images: allOver photography.
156 PunchStock: Corbis. 159 PunchStock: BananaStock.
162-163 Getty Images. 168 jupiterimages: Macduff Everton.
174–175 PunchStock: Fancy.

Umschlag vorne: Corbis: Roulier/Turiot/photocuisine (ul); Getty Images: Jens Haas (ur); David Madison (um).

Umschlag hinten: Corbis: Marianna Day Massey/ZUMA (ol); Getty Images: Peter Dazeley (om); Shinya Sasaki/NEOVISION (or)